Les Snowdon · Maggie Humphreys
Gehen ist besser als Fasten

Les Snowdon, geboren 1948, ist seit seiner Kindheit ein begeisterter Walker. Damals durchstreifte er die Moorgebiete im nördlichen Yorkshire und wanderte an den Stränden der englischen Nordostküste entlang. Im späteren Berufsleben – er arbeitet für eine Ölgesellschaft – hat sich die feste Gewohnheit des Gehens als heilsamer Ausgleich zur sitzenden Bürotätigkeit erwiesen.

Maggie Humphreys, geboren 1951, ist engagierte Köchin und hat sich lange mit Ernährungs- und Diätfragen befaßt, bis sie herausfand, daß der mit Walking verbundene Diät- und Trainingsplan die besten Langzeiterfolge für Gesundheit, Schlankheit und Fitneß bringt.

Les Snowdon · Maggie Humphreys

Gehen ist besser als Fasten

Walking
– auf eigenen Füßen
zu Schlankheit und Fitneß

Aus dem Englischen übersetzt von
Helga Künzel

Ariston Verlag · Genf/München

Die Deutsche Bibliothek – CIP-Einheitsaufnahme

SNOWDON, LES:
Gehen ist besser als Fasten : Walking – auf eigenen Füßen zu
Schlankheit und Fitneß / Les Snowdon ; Maggie Humphreys.
Aus dem Engl. übers. von Helga Künzel. – Erstaufl. – Genf ;
München : Ariston Verlag, 1993
Einheitssacht.: The walking diet ⟨dt.⟩
ISBN 3-7205-1755-1
NE: Humphreys, Maggie:

Die englische Originalausgabe erschien unter dem Titel »The Walking
Diet – Walk Back to Fitness in 30 Days!« 1991 bei Mainstream
Publishing, Edinburgh

Gestaltung des Einbandes:
Atelier Höpfner-Thoma, GraphicDesign BDG, München
Einbandmotiv: Bildagentur ZEFA, Düsseldorf
Gesamtherstellung:
Ueberreuter Buchproduktion, Korneuburg bei Wien
Erstauflage: August 1993
Printed in Austria 1993

ISBN 3-7205-1755-1

Inhalt

DRITTES KAPITEL

VIERTES KAPITEL

FÜNFTES KAPITEL

Gehen ist die beste Medizin.
HIPPOKRATES

Ich habe zwei Ärzte: mein linkes und mein rechtes Bein.
GEORGE MACAULAY TREVELYAN

Nicht Laufen, nicht Joggen,
sondern Walking ist Ihr wirksamstes Training und das einzige,
das Sie in allen Lebensjahren
gefahrlos praktizieren können.
Aus dem Vierteljahresbericht der
Executive Health Organization, Kalifornien

Das Land unseres besseren Ich
erreichen wir am sichersten mit Walking.
H. I. BROCK

Die längste Reise beginnt mit einem einzigen Schritt.
TAO TE CHING

Einführung

Von allen Übungen ist Gehen die beste.

THOMAS JEFFERSON

In gewissem Sinne könnte man sagen, daß wir unser Leben im Rollstuhl des mütterlichen Schoßes beginnen; unsere Existenz fängt damit an, daß wir buchstäblich umhergetragen werden. Und wer da behauptet, daß dies mit vielen von uns auch während des größten Teils unseres Lebens geschieht, hat gar nicht so unrecht.

Wenn wir den mütterlichen Schoß verlassen, auf die Welt kommen und beim Heranwachsen das anfängliche Staunen über unsere Fähigkeit zu gehen abgelegt haben, tauschen wir unseren »pränatalen Rollstuhl« gegen eine Reihe Ersatzfahrzeuge ein: Fahrräder, Motorräder, Autos, Taxis, Busse, Züge, Flugzeuge – und Stühle (in Häusern, Schulen, Bürogebäuden: überall dort, wo Menschen zusammenkommen und sich hinsetzen).

Unser modernes Zeitalter ist geprägt vom *Homo sedentarius,* dem sitzenden Menschen oder dem Menschen von sitzender Lebensweise. In allen Epochen zuvor führten die Menschen ein aktiveres, körper- und bewegungsbetonteres Leben. Sie verbrachten mehr Zeit auf den Beinen als in sitzender Haltung.

Dies trifft heute nicht mehr zu. Aus der nachstehend aufgeführten Tabelle, die einer 1985 durchgeführten Studie der Lebensgewohnheiten erwachsener Waliser entnommen wurde, geht hervor, um wieviel mehr wir mit zunehmendem Alter sitzen. Die Angaben dürfen als repräsentativ für ganz Europa und für die USA angesehen werden.

Von den Mittvierzigern führen über vierzig Prozent der Männer und über achtzig Prozent der Frauen ein sitzendes Leben. Und von den Frauen aller Altersgruppen (12 bis 64 Jahre) verschaffen sich zwei Drittel nur sehr wenig körperliche Bewegung.

TABELLE 1

Alter	Prozentsatz sitzender Lebensweise (bei Arbeit und Spiel kaum aktiver Menschen)	
	Männer	*Frauen*
12–17	13,5	27,0
18–24	17,0	54,5
25–34	25,0	67,0
35–44	32,5	72,5
45–54	41,5	81,0
55–64	57,0	86,0
gesamt 12–64	32,0	66,5

Es gibt jedoch Anzeichen dafür, daß sich diese Zahlen verändern.

Gegen Ende der achtziger Jahre hatte sich im Sog der weltweiten Fitneßbewegung eine auf diese ausgerichtete Industrie mit einem Umsatz von einer Milliarde Pfund (etwa

2,6 Milliarden DM) entwickelt. Den Schätzungen der National Sports Goods Survey und anderen Übersichten zufolge treiben allein in Großbritannien und den USA 25 Millionen Menschen regelmäßig Sport. Und laut Mitteilung der General Household Survey in Großbritannien nehmen heute drei Millionen Frauen regelmäßig an Fitneßübungen, Yoga- und Gymnastikkursen teil.

Die achtziger Jahre wurden von einer fast zwanghaften Lebensweise geprägt, deren Kennzeichen Körperbewußtsein, Diätpläne, Trainingsvideos, Designershirts, Reebok-Schuhe und dergleichen mehr waren. Und mit dem Ende des letzten Jahrzehnts hatte sich physische sportliche Verausgabung bei vielen Menschen fast zu einer Alternativreligion hochstilisiert. Zum erstenmal sah man in der eigentlichen körperlichen Betätigung ein Ziel.

Dies sind ermutigende Zeichen, dennoch geht aus Untersuchungen in den USA hervor, daß dort die meisten Heimtrainingsgeräte unbenutzt in einer Ecke stehen und nur etwa zehn Prozent der erwachsenen Amerikaner sich regelmäßig flotter körperlicher Betätigung widmen. Und in Großbritannien stellte sich bei der letzten von Sports Council durchgeführten Befragung heraus, daß bis zu 75 Prozent der Bevölkerung sehr wenig für ihre körperliche Fitneß tun. Andere Resultate von Umfragen veranschaulichen, daß wir Briten als Volk heute nicht durchtrainierter sind als vor zehn Jahren. Und das ist in den anderen Ländern Mitteleuropas im Grunde genommen genauso.

Das gesteigerte Interesse an körperlichem Wohlbefinden ist demnach möglicherweise also gar kein so verbreiteter, gesunder Trend, wie es anfangs den Anschein hatte.

Körpertraining – die äußerste Herausforderung

Seit mehr als zwei Jahrzehnten werden wir mit einer Flut von Übungsprogrammen als Hilfsmittel gegen alle Leiden des modernen Lebens überschwemmt: angefangen beim Herzinfarkt, endend beim Streß. Östliche Gurus und Filmstars, andere Berühmtheiten und sogenannte Fitneßexperten halten uns Mahnpredigten und erklären uns, wie man ein jugendliches Aussehen bewahrt. Bücher über Jogging, Radfahren, Schwimmen, Rudern, Aerobic und verschiedene andere Trainingsübungen lassen die Regale der Buchhandlungen überquellen und stellen uns vor die Qual der Wahl. Doch wie viele jener Menschen, die solche Bücher kaufen, beschäftigen sich dann auch ernsthaft und aktiv mit den darin enthaltenen Übungsprogrammen?

Welche Anleitungen, die ja alle nur zu unserem Besten sind, sollen wir denn überhaupt befolgen?

Joggen:
Diese sehr populäre Laufart ist nach Ansicht vieler die beste aller Trainingsmethoden. Jedem von uns ist schon der moderne Jogger in Designerlaufanzug und Markenschuhen begegnet, der mit knirschenden Gelenken und hämmerndem Herzen über den Parkweg heranschnauft, als habe er noch hundert Kilometer vor sich. In Wahrheit »läuft« man beim Joggen schnell Gefahr, zuviel des Guten zu tun. Die Ausfallquote unter Anfängern ist sehr hoch, und zahlreiche schmerzhafte Verletzungen infolge von Unkenntnis der Risiken sind an der Tagesordnung. Knöchelverstauchungen, Fußzerrungen, Streßfrakturen, überdehnte Kniebänder und Achillessehnenentzündungen zählen zu jenen Blessuren, unter denen Jogger

häufig zu leiden haben. Und vergessen wir den Oberguru des Joggens nicht, Jim Fixx, der eines Tages tot umfiel – beim Joggen!

Schwimmen:
Es gilt als ausgezeichnete Trainingsart, doch wenn Sie nicht regelmäßig in einem Bassin Ihre Bahnen ziehen, ist die Wahrscheinlichkeit gering, daß Ihnen daraus irgendein Nutzen erwächst. Außerdem erlaubt das Wasser dem Körper nicht die volle natürliche Bewegung unter der Schwerkraft, derer man bedarf, um strukturelle Knochenstärke zu entwickeln und zu bewahren.

Radfahren:
Mit dem Treten in die Pedale vermeidet man die durch das Laufen verursachte Überbeanspruchung der Gelenke, aber es führt leicht zu einer Überentwicklung der Beinmuskulatur. Radfahren im Freien kann ein begeisterndes Erlebnis sein. Es fördert die Sauerstoffaufnahme und die Widerstandskraft, aber es ist nicht einfach und angesichts des stetig zunehmenden Straßenverkehrs auch nicht ungefährlich. Außerdem kann man es, genau wie das Joggen, leicht übertreiben. Stationäre Räder zum Heimtraining erweisen sich keineswegs als besser, denn man muß regelmäßig über lange Zeiträume hinweg stur strampeln wie ein Hamster im Laufrad, um einen effektiven körperlichen Nutzen daraus zu ziehen. Manche meinen, wenn sie jeden Tag eine halbe Stunde auf dem Ding sitzen und in die Pedale treten, sei ihren körperlichen Bedürfnissen vollauf Genüge getan. Ihnen wünschen wir viel Glück. Nach unserer Erfahrung reichen schon zehn Minuten, bis sich tödliche Langeweile einstellt und sich der Blick immer häufiger auf den quälend langsam vorwärtskriechenden Uhrzeiger richtet.

Andere Enthusiasten wollen uns zu Aerobic überreden, zum Seilhüpfen, Rudern und einem Dutzend ähnlicher Übungen, die uns körperlich auf Vordermann bringen. Training und Fitneß sind zur äußersten Herausforderung geworden.

Zu was soll sich nun ein gewöhnlicher Sterblicher durchringen?

Maggie und ich unterscheiden uns nicht von anderen Zeitgenossen. In den achtziger Jahren hatte bei uns beiden der Taillenumfang zugenommen, und uns war bewußt geworden, daß allmählich eine gewisse Trägheit einsetzte. Gleich vielen Menschen um die Vierzig brauchten wir dringend ein Ernährungs- und Übungsprogramm, das sich mit unserer hektischen Lebensweise vereinbaren ließ.

Uns war klar, daß ein solches Programm, wenn es funktionieren sollte, »benutzerfreundlich« sein mußte – wir hatten genug von den Ernährungs- und Übungsbüchern, mit denen Ärzte oder selbsternannte Experten glaubten, der unwissenden Menschheit einen unschätzbaren Dienst zu erweisen. Uns fehlte schlicht die Zeit, dreimal in der Woche ins Schwimmbad zu gehen, und wir waren auch nicht daran interessiert, Eisen zu stemmen oder jeden Morgen auf einem Trainingsrad zu strampeln.

Seit längerem bemühten wir uns, körperliches Training mit einer gesunden Ernährung zu verbinden. Wir spielten beide Tennis und Squash, und an den meisten Wochenenden wanderten wir in ländlichen Gegenden, in den Bergen oder an der Küste. Wir hatten Radfahren, Seilhüpfen und Jogging ausprobiert, und bei jedem von uns stand im Gästezimmer ein Heimtrainer. Doch gleich vielen anderen mußten wir immer wieder Verletzungen in Kauf nehmen und waren schließlich nahe daran, die Hoffnung auf baldige Fitneß aufzugeben.

Unsere Kost war nach unserem Dafürhalten ziemlich ausgewogen. Wir hatten den Konsum von Ballaststoffen gesteigert und aßen mehr Fisch, Obst und Gemüse. Wir hielten uns beim Verzehr von gesättigten Fettsäuren, Zucker, Salz und Alkohol zurück. Keiner von uns rauchte. Trotz alledem mehrten sich die Pfunde, und uns beschlich das Gefühl, einen aussichtslosen Kampf zu führen.

Was machten wir falsch?

Ganz einfach: Wie Millionen von Menschen waren wir »seßhaft« geworden. Wir saßen zuviel herum.

»Halt«, hören wir Sie sagen, »Sie haben doch erwähnt, daß Sie auch wandern und Tennis oder Squash spielen.«

Das stimmt. Dennoch sind wir »seßhaft« – wie die meisten Menschen. Denn wenn Sie nicht mindestens drei- bis viermal pro Woche eine halbe Stunde lang einer sportlichen Betätigung in Form einer fortdauernden Ganzkörperbewegung nachgehen (flottes Walking, Jogging, Radfahren), zählen Sie von der Definition her zu den Menschen mit sitzender Lebensweise.

Nehmen wir einmal an, daß Sie sich morgens nach dem Aufstehen für fünfzehn Minuten an den Frühstückstisch setzen. Anschließend verbringen Sie auf dem Weg zur Arbeit eine halbe Stunde sitzend in einem Auto, Bus oder Zug. An Ihrem Arbeitsplatz sitzen Sie weitere sechs Stunden auf einem Stuhl und widmen sich Ihren Aufgaben. Danach sitzen Sie wieder eine halbe Stunde auf dem Heimweg und etwa noch vier Stunden zu Hause herum, bevor Sie zu Bett gehen.

Ist das übertrieben?

Im Fall der meisten Menschen nicht. Stellen Sie sich vor: Das ergibt mehr als elf Stunden an jedem Wochentag! Und wenn Sie sich nicht aufraffen und wenigstens am Wochenende aktiv werden, können Sie noch einmal ungefähr sechzehn

Stunden Sitzzeit dazurechnen. Somit kommen Sie auf insgesamt mehr als siebzig Stunden in der Woche.

Läßt man die acht Stunden unberücksichtigt, die Sie durchschnittlich jede Nacht im Bett liegen, so dürften Sie etwa fünfundzechzig Prozent Ihres gesamten Wachlebens in irgendeiner Art sitzender Stellung verbringen. Man könnte Sie als ein Wesen beschreiben, das nichts anderes mehr ist als ein Gehirn, das mit einem Fahrwerk verbunden ist oder an irgendeinem Sitzmöbel haftet.

Behaupten Sie nun nicht, daß Sie viel aktiver seien und das oben Beschriebene auf Sie nicht zutreffe: Das Etikett »sitzende Lebensweise« gilt für die meisten Mitglieder der westlichen Gesellschaft – auch für Hobby-Golfer, -Squash- und -Tennisspieler, Briefträger und Frau Schmidt von nebenan, die bei jedem Wetter mit ihrem Hund Gassi geht. Die eingangs zu diesem Kapitel genannten Prozentzahlen sitzender Menschen enthüllen nur einen Teil der Geschichte.

Das Aktivsein allein genügt nicht!

Sofern Sie Ihren Körper nicht *regelmäßig* in irgendeiner Form von Ganzkörpertraining aerob strecken und dehnen, sind Sie ein Sitzmensch.

Und da Sie ganz bestimmt zur Klasse des *Homo sedentarius* gehören, werden Sie unausweichlich Probleme bekommen.

Walking – die beste Sportart

»Die von mir weltweit untersuchten Menschen, die sich bis zum Alter
von hundert oder mehr Jahren einer hervorragenden Gesundheit
erfreuen, sind große Walker. Wenn Sie ein langes Leben bei robuster
Gesundheit führen wollen, ist es ganz sicher nicht falsch, sich
anzugewöhnen, jeden Tag lange und kraftvoll zu walken ... bis es Ihnen
zu einem ebenso wichtigen Bedürfnis wird wie Essen und Schlafen.«

DR. LEAF,
Executive Health Organization,
Kalifornien

Die Erfahrung lehrt, daß viele, die sich dem Joggen, Radfahren oder anderen aeroben (das heißt die Sauerstoffaufnahme
steigernden) Sportarten zugewandt haben, häufig Verletzungen erleiden oder nach relativ kurzer Zeit schlicht und einfach aufgeben. Sie reihen sich unter die wachsende Zahl jener
Menschen ein, die bestrebt sind, mit einem regelmäßigen
Training den Körper zu trimmen, dabei aber letztlich scheitern.

Was machen sie falsch?

Das körperliche Training wird von lediglich zwei Aspek-
ten bestimmt, über die Sie wirklich Bescheid wissen müssen:

1. *Wenn Sie für sich nicht ein Übungsprogramm entwerfen,
das Ihnen auch noch Spaß macht, nachdem sich Ihr körperliches Wohlbefinden gesteigert hat, werden Sie früher
oder später die Zügel schleifen lassen.*
Darin liegt der Grund, warum meist nur Enthusiasten auf
Dauer radfahren, schwimmen, joggen und andere aerobe
Sportarten betreiben. Wir übrigen haben längst aufgegeben.

2. *Training bedeutet, wirklich fortwährend zu üben: heute, morgen und für den Rest Ihres Lebens.*
Training bewirkt keine rasche Besserung wie die Einnahme eines Aspirins bei Kopfschmerzen. Wenn das Üben effektiv sein soll, muß es für uns zu etwas so Natürlichem werden wie Atmen, Essen oder Zähneputzen. Andernfalls wäre der größte Teil unserer Bemühungen nur eine Zeit- und Energieverschwendung.

Warum Walking immer Nutzen bringt

O Walking ist die beste Übung – eine vollkommen natürliche Aktivität; Ihr Spaß daran wird um so größer, je mehr Ihre Fitneß zunimmt.

O Walking ist gewohnheitsbildend; je öfter Sie es praktizieren, desto größer wird Ihr Verlangen nach permanenter Steigerung.

O Aerobes Walking verschafft Ihnen sämtliche Fitneßvorteile des Joggens, Radfahrens und der Tanzgymnastik »Aerobics« – ohne die mit diesen Bewegungsabläufen häufig einhergehenden Verletzungen.

O Aerobes Gehen macht Sie schlank und ist die ideale Methode zur Gewichtskontrolle.

O Walking ist einfach und ungefährlich; nahezu jeder kann es – einschließlich der ganz jungen, der älteren und jener Menschen, die sich von einer Krankheit erholen.

O Walking beugt Herz- und Kreislauferkrankungen vor und senkt den Blutdruck.

O Walking verhilft Ihnen zu besserem Schlaf und ist ein wirksames Mittel gegen Streß, nervöse Anspannung und Depression.

O Walking vermag Ihre Körperhaltung zu verbessern und Schmerzen im unteren Rückenbereich vorzubeugen.

○ Walking erfordert keine besonderen Fähigkeiten oder Geräte.

○ Walking ist fast überall möglich beziehungsweise durchführbar.

Regelmäßiges, kraftvolles aerobes Training wie flottes Walking kann in vielen Körperprozessen vorteilhafte physiologische Veränderungen verursachen: indem es den Blutdruck und den Cholesterinspiegel senkt sowie die Herz-Kreislauf- und die Atmungsreaktion verbessert.

Viele der Vorteile, die sich durch flottes Walking ergeben, sind auf den KV-Effekt – die auf das kardiovaskuläre (KV-) oder Herz-Kreislauf-System ausgeübte Wirkung – zurückzuführen. Durch behutsame Steigerung des Fassungsvermögens von Herz und Lunge mittels Training wird die Kapazität des Herz-Kreislauf-Systems erhöht. Das macht diese Sportart (wie Joggen und Radfahren) aerob.

Wird das Training jedoch nicht beibehalten, so sinkt der Körper in seinen ursprünglichen inaktiven Zustand zurück. Bei ehemaligen Sportlern, die ihr Training einstellen beziehungsweise reduzieren, ist das Risiko einer Herzattacke ebenso groß wie bei völlig inaktiven Menschen. Ein regelmäßiges, kraftvolles aerobes Training über drei bis sechs Monate hinweg fördert die Entwicklung eines vitalen Herzens und kräftiger Lungen; bei anschließender Inaktivität über einen gleichen Zeitraum hinweg sind alle vorherigen Bemühungen umsonst.

Mit wirklich ernsthaftem Walking begann ich nach dem langen heißen Sommer des Jahres 1989, denn ich hatte zum erstenmal im Leben Gewichtsprobleme. Im Lauf des Jahres war ich um gut sechs Kilo schwerer geworden, und allmäh-

lich nahm ich die daraus resultierenden Konturen einer Birne
an. Natürlich wirkte sich dies auch auf meinen Taillenumfang
aus, mir paßte keine meiner Hosen mehr.

Deshalb stand mein unumstößlicher Entschluß fest: Ich
mußte abnehmen. Seit jeher liebte ich es, flott zu gehen, darum erschien dies mir als das Naheliegendste, um mich bei
meinem Vorsatz zu unterstützen. Ich würde mich einfach
öfter aufraffen und schneller sowie länger gehen.

Ich entschied mich für einen Dreißigtageplan. Wenn es mir
gelänge, so meinte ich, eine regelmäßige, gewohnheitsbilden-
de Routineprozedur zu entwickeln, würde ich es schaffen,
auch nach dieser Zeitspanne weiterzumachen. Mein Plan sah
vor, die Gehgeschwindigkeit von Normal- (etwa 4,8 Stundenkilometer) auf forciertes Tempo (5,6 bis 6,5 Stundenkilometer) zu steigern und im Lauf der Wochen zunehmend aus-
gedehntere Strecken zurückzulegen. Und der Schlüssel zu
Regelmäßigkeit und Disziplin beim Walking sollte darin liegen, daß ich einfach zur Haustür hinausging, eine Runde um
den Block drehte und wieder nach Hause zurückkehrte. Ich
wußte, wenn ich erst zum Park oder aufs Land fahren mußte,
würde nichts aus dem Walking, außer an Wochenenden. Dies
war das Entscheidende an der ganzen Sache: *regelmäßiges,
flottes, rhythmisches Gehen zur Haustür hinaus, einmal um
den Block und wieder zurück.*

Nach zwei Wochen fühlte ich mich wohler und um ein paar
Pfund erleichtert. Während ich früher nur an Wochenenden
meinen Beinen Bewegung verschaffte, ging ich nun bis zu
fünfmal die Woche jeweils eine halbe Stunde lang los. Ich
nahm nicht nur ab, sondern merkte auch, wie sich mein
Wohlbefinden hob: Ich wurde munterer und kräftiger.

Der Plan funktionierte.

Nach dreißig Tagen aeroben Walkens und der Reduzierung dickmachender Nahrungsmittel brachte ich drei Kilo weniger auf die Waage. Einige meiner Hosen paßten mir wieder, und es stand endgültig fest, daß ich auf dem richtigen Weg zu meinem höchsten Ziel, Gesundheit und Fitneß, war.

Maggie hatte inzwischen ebenfalls mit dem Walking-Programm begonnen. Wir wußten jedoch beide, daß strammes Gehen allein uns nicht für immer von lästigen Pfunden befreien würde. Wir mußten auch unsere Ernährung in Ordnung bringen.

Maggie kochte seit jeher gern und interessierte sich für alles, was mit Essen zu tun hatte. Sie stellte ihre sämtlichen fettarmen Schlankheitsrezepte zusammen, und so entstand ein komplettes Diät-Trainingsprogramm, mit dessen Hilfe unser Gewichtsproblem nicht nur gelöst, sondern auf Dauer beseitigt werden sollte.

Auf diese Weise kam die Walking-Diät zustande.

Eines beschlossen wir gleich am Anfang: auf keinen Fall Kalorien zu zählen. Niemand vermag sich sein ganzes Leben damit abzugeben! Was wir brauchten, war ein moderates Verfahren, mit dem wir arbeiten und das wir unseren persönlichen Bedürfnissen anpassen konnten.

Die Auffassung der alten Griechen von Diät hatte uns beide beeindruckt. Für jene bedeutete »*diaita*« eine Lebensanschauung – eine Art, mittels Gesundheit, körperlichem Wohlbefinden und richtiger Ernährung unversehrte Ganzheit zu erlangen.

Dies konnte nur der richtige Weg sein. Regelmäßiges flottes Walking und die Einnahme entsprechender Nahrungsmittel würden unsere Lebensgeister wieder mobilisieren, ohne daß wir extreme, fanatische Übungsprogramme absolvieren oder Schlankheitsdiäten anwenden mußten.

TABELLE 2

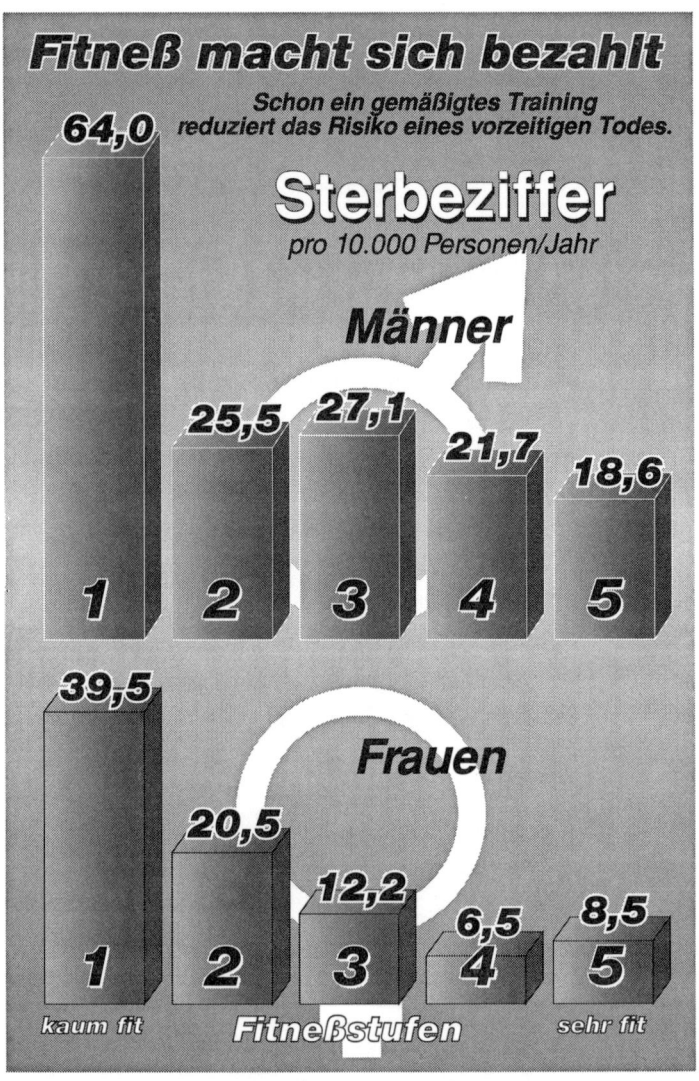

© *Newsweek, 13. November 1989*
Quelle: *Journal of the American Medical Association*

Unsere persönlichen Erfahrungen hinsichtlich des Walkings fanden wir nach kurzer Zeit bestätigt, denn in der Novemberausgabe 1989 des *Time*-Magazins stand (zitiert nach *Newsweek* und *Journal of the American Medical Association*) folgendes zu lesen: Gemäß der gründlichsten Fitneßstudie, die das amerikanische Aerobics Institute je durchgeführt habe, sei erwiesen, daß maßvolles Training jene nützlichen, vorteilhaften Wirkungen zeitigen könne, die normalerweise mit Übungen verbunden seien, deren Motto laute: »No pain, no gain« – »Kein Schmerz, kein Gewinn« (siehe Tabelle 2).

Der *Time*-Artikel bestätigte, daß maßvolles flottes Walking, drei- bis viermal pro Woche eine halbe Stunde lang betrieben, tatsächlich genügt, um nicht nur vor Herz-Kreislauf-Erkrankungen und Krebs zu schützen, sondern auch vor dem Tod infolge einer Reihe anderer Ursachen. Außerdem wurde in dem Bericht Menschen, die maßvoll trainieren, ein in der Regel längeres Leben bescheinigt. Schätzungen zufolge können Sie für jede Stunde flotten Walkings Ihrer Lebensdauer eine zusätzliche Stunde anfügen.

In einer gesonderten, 1986 durchgeführten Studie an siebzehntausend Harvard-Absolventen ermittelte man, daß maßvolles Training das Leben eines Menschen um bis zu zwei Jahre verlängern kann.

Damit steht es offiziell fest: Walking ist das beste und billigste Allroundtraining. Es kommt allen Menschen zugute – jungen wie alten –, und es ist auch »grün«, das heißt voll Frische, natürlich, organisch. Walking ist das perfekte Diättraining für die neunziger Jahre.

ERSTES KAPITEL

Diaita – eine bessere Lebensweise

Der größte Reichtum ist Gesundheit.

RALPH WALDO EMERSON

Allein in Großbritannien sterben jedes Jahr zweihunderttausend Menschen an koronaren Herzkrankheiten – das bedeutet einen Todesfall fast alle drei Minuten.

Allein in Großbritannien erleiden jedes Jahr zwischen fünfhundert- und achthunderttausend Menschen Herzattacken.

Allein in Großbritannien muß einer von zehn Männern mit einem Herzanfall rechnen, bevor er überhaupt das Rentenalter erreicht hat.

Bei Männern jenseits der Pensionierungsgrenze steigt die Zahl auf einen von fünf.

Großbritannien hält in der Welt eine traurige Spitzenposition, was Todesfälle durch Herzerkrankungen anbelangt.

Doch täuschen Sie sich nicht! Für Deutschland, Österreich und die Schweiz vermögen die Statistiken kaum tröstlichere Zahlen zu präsentieren ...

In den USA, wo der Gesundheitszustand erwiesenermaßen besser und die Bevölkerungszahl vier- bis fünfmal höher ist als in Großbritannien, sind jedes Jahr mehr als eine Million Menschen von einem Herzanfall betroffen, und mehr als fünfzig Prozent von ihnen sterben, bevor man sich in einem Krankenhaus um sie kümmern kann.

Diese statistischen Angaben sind erschreckend, die Erkrankungen nehmen allmählich epidemische Ausmaße an. Doch es gibt keinen Grund, Herzkrankheit als unvermeidliches Übel hinzunehmen.

Warum sind Herzerkrankungen so verbreitet? Warum grassieren sie allenthalben? Und damit nicht genug: Das Vereinigte Königreich wartet nicht allein mit einigen der höchsten Zahlen der Welt an Herz-Kreislauf-Störungen auf, sondern erreicht auch Rekordwerte bei Krebs und Erkrankungen der Atemwege.

Nicht weniger anfällig als andere Völker sind wir für weitere »Zivilisationskrankheiten« wie Dickdarmkrebs, der zusammen mit Lungenkrebs (weitgehend durch Rauchen verursacht) zu den häufigsten Todesursachen infolge Krebs zählt. Dickdarmleiden, Diabetes, Hämorrhoiden, Krampfadern, Geisteskrankheiten, Arthritis und Zahnverfall beeinträchtigen Jahr für Jahr durch hohe Krankheitsraten die allgemeine Lebensqualität in unseren Ländern.

Diese Erkrankungen beschränken sich jedoch keineswegs auf Großbritannien, die USA und die übrige westliche Welt. Überall, wo sich unser Lebensstil im Zusammenspiel mit unserer Ernährungsweise durchgesetzt hat, kann man die soeben genannten Symptome beobachten.

Die Zeiten ändern sich

Je besser es uns geht, desto mehr energiereiche Nährmittel verleiben wir uns ein: Fleisch, Käse und Schokolade. Und zunehmend spielen dabei kalorienträchtige Fertiggerichte eine gewichtige Rolle: Hamburger, Pizzas, indische und chinesische Gerichte, Kuchen, Kekse und Torten. Allein in Großbritannien werden jedes Jahr eine Milliarde Fast-food-Gerichte konsumiert.

Im Gegensatz zum modernen Menschen war der prähistorische *Homo erectus* ein Jäger und Sammler, der zwangsläufig viel ging, vor Feinden fliehen und bei der Jagd auf seine Beute rennen mußte. Seine Kost enthielt einen hohen Anteil an Ballaststoffen, und er war gezwungen, sich körperlich viel zu bewegen. Der moderne Homo sedentarius dagegen muß seiner Nahrung nicht hinterherhetzen. Sie ist für ihn in jeglicher Art jederzeit verfügbar, die Zubereitung und das Kochen waren nie einfacher. Und wenn es ihm an Zeit mangelt, reduzieren Fertiggerichte den Zeitaufwand für das Einkaufen und die Zubereitung auf ein Minimum.

Wir müssen jedoch nicht bereits bei der Vorgeschichte beginnen, um den Wandel in unserer Ernährungsweise nachzuvollziehen. Die meisten Veränderungen fanden überhaupt erst in den vergangenen zweihundert Jahren statt und viele gar in den letzten fünfzig Jahren.

Wir sperren Tiere in Pferche, um sie zu mästen. Den *Homo sedentarius* aber braucht man nicht in einer Massenbox zu halten. Er nimmt die Inaktivität freiwillig auf sich und wird als Folge davon korpulent und unbeweglich.

Bei Personen, die ihre Schreibmaschine durch einen Personal Computer ersetzt hatten, stellte man fest, daß sie pro Jahr drei Kilo zunahmen, weil sie nicht mehr aufstehen mußten, um in Aktenschränken etwas nachzuprüfen. Der gleiche Effekt wird im Zusammenhang mit dem Gebrauch von Fernsehgeräten mit Fernbedienung, schnurlosen Telefonen, Liften und Geschirrspülmaschinen beobachtet.

Außerdem besteht bei Menschen mit sitzender Lebensweise die Tendenz, mehr zu essen. Als Folge davon neigen sie zu niedrigeren Stoffwechselwerten als aktive Menschen, und die Gefahr des stetigen Zunehmens wächst. Eine sitzende Lebensweise kann zudem das Risiko einer Herzerkrankung erhöhen.

Seit dem Ende des Zweiten Weltkriegs werden die Menschen permanent dicker. Allein in Großbritannien schleppen sechzehn Millionen Menschen Übergewicht mit sich herum. Die Bevölkerung insgesamt wiegt um etwa zehn Prozent mehr als früher. Wir scheinen einen endlosen Kampf gegen »Schlappheit« zu führen, unterwerfen uns radikalen Diätkuren und versuchen die Kalorien zu reduzieren.

Im Grunde jedoch sind wir so, wie wir essen. Seit Beginn des zwanzigsten Jahrhunderts nimmt der Durchschnittsmensch in der westlichen Gesellschaft zuviel Fett und zuwenig Ballaststoffe zu sich. Vor hundert Jahren bestand die Normalkost zu weniger als fünfundzwanzig Prozent aus Fett; heute beziehen wir die Hälfte unserer Energie aus Fett in verschiedenen Formen. *»Man kann nicht fett werden, außer man ißt Fett!«* (MARTIN KATAHN: *»T-Factor Diet«*).

Jeder Bewohner Großbritanniens bezieht durchschnittlich vierzig Prozent seiner Kalorien aus fettreicher Nahrung. Das ist schlecht für unsere Figur und unsere Gesundheit.

DR. C. EVERETT KOOP, dem die Leitung des Gesundheitswesens der Vereinigten Staaten obliegt, erklärte kürzlich: *»Fett ist die größte Ernährungsgefahr der westlichen Gesell-*

schaft.« Deshalb verwundert es nicht, daß unsere Eßgewohnheiten sich auch auf die Todesraten unseres Gesellschaftssy-
stems auswirken.

Es gibt keine einfachen Antworten auf die Frage, warum
Menschen an Herz-Kreislauf-Störungen, Erkrankungen
der Atemwege und anderen Zivilisationskrankheiten leiden.
Doch man führt das Problem gewöhnlich auf verschiedene
charakteristische Merkmale von Bevölkerung und Lebensweise zurück:

○ schlechte Ernährung,
○ Bewegungsmangel,
○ familiäre Ursachen,
○ Fettsucht,
○ Streß,
○ Bluthochdruck,
○ hoher Cholesterinspiegel,
○ Alkoholismus,
○ Rauchen.

Das ganze verfügbare Faktenmaterial über Lebensweise und
Ernährung deutet darauf hin, daß sich viele der vorgenannten
Probleme lindern, ja sogar ausräumen ließen, wenn wir eine
gesündere Kost zu uns nähmen, uns regelmäßig körperliche
Bewegung verschafften und Zeit für Entspannung fänden.
Auch Mäßigung beim Alkoholkonsum sowie das Einstellen
des Rauchens könnten unnötige Todesfälle verhindern und
die Lebensqualität allgemein verbessern.

Ernährung und Krankheit

Beide Aspekte sind untrennbar miteinander verbunden. Die Ernährung ist zwar nicht immer der verursachende Faktor von Krankheiten, aber stets daran beteiligt (LEON CHAITOW in »*The Stone Age Diet*«). Die Zahlen über Todesfälle und Leiden infolge Zivilisationskrankheiten könnten glauben machen, daß wenig geschieht, um die Situation zum Besseren zu wenden.

Dieser Eindruck täuscht.

Gesundheitslehre und Informationen über richtige Ernährung stehen heute jedermann zur Verfügung. Zeitungen und Zeitschriften bringen ausführliche Artikel über Ernährungs- und Gesundheitsthemen, und Diätbücher zählen zu den Bestsellern. Im Jahr 1990 wurden auf diesem Sektor allein in Großbritannien fünfundzwanzig Neuerscheinungen veröffentlicht, und ein Ende des weltweiten Booms ist noch nicht absehbar. Rechnet man die wachsende Zahl von Büchern hinzu, die sich mit Gesundheit und Fitneß befassen, müßte man eigentlich davon ausgehen, daß unsere Gesellschaft aus lauter gesunden und körperlich intakten Menschen besteht.

Und es tut sich tatsächlich etwas. Eine 1990 veröffentlichte Übersicht weist darauf hin, daß sich neunzig Prozent der Menschen bemühen, gesünder zu essen. Dieser Trend begann in den siebziger und den gesundheitsbewußten achtziger Jahren, als wir mehr Verantwortung für uns selbst und unseren Lebensstil entwickelten.

Doch trotz aller guter Absichten sind Gesundheit und Fitneß für eine große Zahl Menschen nach wie vor utopische Ziele. Analysen der Werbebranche für bestimmte Produkte ergaben, daß ein Drittel der britischen Bevölkerung schlankmachende Produkte verwendet. Aus anderen Studien geht hervor, daß zum Zeitpunkt der Untersuchungen fünfzig Prozent der britischen Frauen Diät hielten und fünfundzwanzig Prozent allein im Jahr zuvor drei oder mehr Diäten ausprobierten (Zeitschrift *New Woman*, November 1990).

Man ist wirklich bestrebt, gesundheitsbewußter zu leben und den Körper nicht zu vernachlässigen. Bei einer 1989 vom Gallup-Institut durchgeführten Untersuchung hinsichtlich des Fitneßverhaltens stellte sich heraus, daß Frauen Diät- und Übungsprogramme nicht nur zur Verbesserung ihres Aussehens, sondern auch zur Steigerung ihrer Gesundheit absolvieren.

Für viele Menschen ist das Problem, wie sie fitter und gesünder werden sollen, eher eine Frage der Methode als der Absicht. Und hier kann »Diaita« helfen.

Diaita

Essen bedeutet, eine Auswahl zu treffen; gesundes Essen heißt, sich für das Richtige zu entscheiden. Und genau wie beim Trainieren geht es in erster Linie um Ausgewogenheit und Mäßigung. Es hat keinen Sinn, diese Woche mit extremen Schlankheitsdiäten zu beginnen, wenn wir sie nächste Woche entnervt aufgeben. Wir brauchen etwas, auf das wir uns heute, morgen und für unser weiteres Leben verlassen können.

Gesundes Essen betrifft weit mehr als die Art der Nahrungsmittel, die wir zu uns nehmen. Es umfaßt auch die Lebensweise, von der unsere Eßgewohnheiten beeinflußt wer-

den. Maggie und ich sehen das Ganze gern im Sinne der
altgriechischen Vorstellung von »*Diaita*«, was wörtlich »Lebensweise« bedeutet. Definiert wird unsere Diaita sowohl
durch unsere Art zu trainieren als auch durch das, was wir
essen.

Diaita bedingt eine ganzheitliche Sicht unserer Gesundheit
und unseres Lebensstils, damit wir jene Ausgewogenheit und
jenen Rhythmus finden, die uns momentan fehlen. Wenn
man es sich recht überlegt, hatten die alten Griechen einige
hervorragende Ideen. Die Inschrift auf dem Apollotempel in
Delphi lautet: »Erkenne dich (selbst)«, und SOKRATES machte
sich diese als Grundlage für seine Philosophie zu eigen. Sie ist
auch die Grundlage für Diaita: Erkenne dich selbst – deinen
Körper und Geist; erkenne, welches deine wahren Bedürfnis-
se sind.

Viele Ernährungsexperten vermitteln den Eindruck, als sei
Essen eine wissenschaftliche Disziplin. Sie haben den Kalo-
rienwert sämtlicher verfügbarer Nahrungsmittel analysiert
und versuchen, unser Leben völlig in die Normen ihrer stren-
gen Tabellen zu pressen, anhand derer sie uns genau vorschrei-
ben, was wir zu essen beziehungsweise zu meiden haben.

In Wahrheit aber ist Essen alles andere als eine wissenschaftliche Angelegenheit und wird auch nie eine sein. Wie viele
Menschen kaufen denn ihre Lebensmittel jede Woche bewußt
mit irgendwelchen Kalorientabellen in der Tasche? Essen an
sich ist keine Wissenschaft, sondern eine Kunst. Denn es geht
dabei in erster Linie um die bewußte Kenntnis, welche Nahrungsmittel förderlich für uns sind und welche schädlich, nicht
aber um die blinde Einhaltung strenger Vorschriften, die von
jemand anderem erstellt worden sind.

Wissen, Bewußtsein und der Wunsch nach Veränderung
sind die besten Motivationen, die Ihnen zur Verfügung ste-

hen. Das ist Diaita: ein ausgewogenes, maßvolles Vorgehen, das Ihnen die gewünschten langfristigen Vorteile und nützlichen Wirkungen bescheren wird.

Die wirkungsvollste singuläre Maßnahme, mit der Sie Ihren derzeitigen Lebensstil analysieren können, besteht in einer genauen Prüfung Ihres persönlichen Nahrungs- und Getränkekonsums: indem Sie sich klar vor Augen führen, was Sie so zu sich nehmen. Erstellen Sie eine Liste von allem, was Sie regelmäßig essen und trinken, und vergleichen Sie diese Aufstellung dann mit den nachstehenden Empfehlungen über Nahrungsmittel und Getränke, deren Konsum Sie steigern beziehungsweise reduzieren sollen. Das versetzt Sie in die Lage, jene Änderungen zu berücksichtigen, die in Ihrer Ernährung erforderlich sind, und Ihre eigene persönliche Diaita auszuarbeiten.

Persönliche Nahrungsbilanz

Steigern Sie den Konsum von:

fettem Fisch
Makrelen, Hering, Sardinen, Thunfisch, Lachs

Fisch mit weißem Fleisch
Kabeljau, Schellfisch, Dorsch, Seehecht, Scholle, Seezunge, Steinbutt, Seeteufel, auch Forelle

Gemüse
Kartoffeln, Karotten, Erbsen, Kohl, Blumenkohl, Brokkoli,

Spinat, Feuerbohnen, Pastinaken (weiße Rüben), Zwiebeln, Lauch, Auberginen, Zucchini, Zuckermais, Spargel

Salatgemüse
Bohnenkeimlinge, Sellerie, Gurke, Paprika (grün/rot), Rettich, Frühlingszwiebeln, Chicorée, Kopfsalat, Fenchel, Tomaten, Brunnenkresse

Grundnahrungsmitteln
Bohnen (Garten-, weiße und Sojabohnen), Kichererbsen, Linsen, Brot (Vollkorn), Reis (Vollreis), Teigwaren (Vollkornmehl), Getreideflocken (Vollkorn), Kleie, Samen, Nüsse, Haferkleie

Obst
Äpfel, Birnen, Orangen, Bananen, Grapefruits, Zitronen, Limetten, Ananas, Avocados, Guaven, Mangos, Passions- und andere exotische Früchte, Nektarinen, Aprikosen, Trockenobst, Beeren.

Reduzieren Sie den Konsum von:

gesättigten Fettsäuren
Fleisch und Fleischprodukte: Rind, Schwein, Lamm, Würstchen, Hackfleisch, Schinken, Leber, Burger, Brathähnchen, Frühstücksfleisch, Leberwurst (ersetzen Sie sie durch dünn geschnittenes rotes Fleisch; Hähnchen, Pute, Wild); Milchprodukte: Vollmilch, Sahne, Butter, Käse (ersetzen durch: entrahmte Milch, fettarmen Joghurt, fettarmen Käse)

Pflanzenölen/-fetten
Palmöl, Kokosnußöl, Schweinefett, Bratenfett, Nierenfett,
gehärtete Margarine
(ersetzen durch: kleine Mengen Sonnenblumen-, Distel-,
Getreidekeim- und Sojaöle, Olivenöl, Aufstriche, die
ungesättigte Fettsäuren enthalten)

Imbissen
Knabberzeug, Chips, Erdnüsse

verarbeiteten Kohlehydraten
Zucker, Schokolade, Bonbons, Nachspeisen, Keks, Kuchen,
Torten, Pudding, Weißbrot, Brötchen, Kräcker

Salz.

Persönliche Getränkebilanz

Steigern Sie den Konsum von:

Wasser
6 Gläser täglich
(Wasser ist unser wichtigstes Lebensmittel; das Gewicht
unseres Körpers besteht bis zu 75 Prozent daraus. Wasser
reguliert die Körpertemperatur und unterstützt alle
Körperfunktionen.)

kalorienarmen alkoholfreien Getränken.

Reduzieren Sie den Konsum von:

Alkohol
Höchstmenge: 3 Einheiten pro Tag für Männer
2 Einheiten pro Tag für Frauen
(je ein Glas Wein, ein Viertelliter Bier, ein kleiner Whisky
entsprechen einer Einheit)
Variieren Sie beim Essen mit alkoholarmen/-freien
Getränken; trinken Sie Alkohol mit der gleichen Menge
Wasser; versuchen Sie, jede Woche zwei oder drei
alkoholfreie Tage einzuhalten; streichen Sie ihn ganz, wenn
Sie wollen.

Kaffee
Trinken Sie ihn schwächer, ohne Milch oder mit
abgerahmter, fettarmer Milch; probieren Sie koffeinfreien
Kaffee.

Tee
Versuchen Sie schwachen Darjeeling oder irgendeinen
anderen Tee, Kräuter- oder Zitronentee, oder probieren Sie
koffeinfreien Tee.

Neue Ausgewogenheit

Gute, richtige Ernährung sollte die Gesundheit aufrecht-
erhalten, die Energieversorgung gewährleisten, das Wachstum fördern und vor Krankheit schützen.

Gemäß einem Bericht des United Kingdom National Advisory Committee on Nutritional Education sollte unsere gesamte Energieaufnahme aus folgenden Quellen kommen:

Kohlehydrate	55%
Fett	30%
Protein	11%
Alkohol	4%

Das United States Select Committee on Nutrition and Human Needs gibt ähnliche Empfehlungen:

Kohlehydrate	55–60%
Fett	25–30%
Protein	15%

Wir sollten uns vor allem einprägen, unsere Bemühungen dahingehend auszurichten, mehr Lebensmittel mit gesundheitsfördernden, nährenden Eigenschaften zu verzehren, statt uns irgendwelchen idealisierenden Vorstellungen hinzugeben. Mit Hilfe der persönlichen Nahrungs- und Getränkebilanz ist es uns möglich, in unserer Kost eine neue Ausgewogenheit anzustreben, um uns mit allen wichtigen Nährstoffen zu versorgen, nach denen unser Körper verlangt.

Wir benötigen Nährstoffe für unseren Energiehaushalt, das Zellenwachstum, die Organfunktion und die wirksame Nährstoffverwertung. Die wichtigen Nährstoffe sind Kohlehydrate (Stärke, Zucker), Proteine (Eiweiß), Fette, Vitamine, Mineralstoffe, Spurenelemente und Wasser. *Makro*nährstoffe (Kohlehydrate, Protein und Fett) benötigen für die Freisetzung der in ihnen enthaltenen Energie *Mikro*nährstoffe (Vitamine und Minerale). Während des Verdauungsvorgangs spalten die Enzyme diese Nährstoffe auf, so daß sie durch die Wände des Verdauungstrakts absorbiert werden können und in den Blutkreislauf gelangen.

Die praktische Verwertung der persönlichen Nahrungs-
und Getränkebilanz stellt die Versorgung der Walking-Diät-
Anwender mit allen wichtigen Nährstoffen sicher. Über das
Wasser wurde in der Bilanz bereits gesprochen; über Fette,
Proteine und Kohlehydrate ist anschließend im Abschnitt
»Wo anfangen?« die Rede. Zunächst einige Worte über Vit-
amine und Mineralstoffe.

Vitamine sind natürliche Stoffe und von grundlegender
Bedeutung für Wachstum und Gesundheit. Unser Körper
kann sie nicht erzeugen. Einige braucht er für die wirksame
Arbeit von Enzymen; andere stellen wichtige Bestandteile
der Hormone dar. Wissen muß man über sie in erster Linie,
daß sie synergetisch mit Mineralstoffen wirken, das heißt, sie
ergänzen einander potenzierend: Die Summe ihres Zusam-
menwirkens ist größer als die Summe ihrer Einzelwirkung.
Wir brauchen sie alle.

Am wichtigsten sind die wasser- und fettlöslichen Vitamine. Zu den ersteren zählen die Vitamine des B-Komplexes
(B_1, B_2, B_3, B_5, B_6, B_{12}) und Vitamin C. Die B-Vitamine
finden sich in Grundnahrungsmitteln (Vollkornbrot, Naturreis, Hülsenfrüchten, Haferkleie, Nüssen, Getreidekörnern),
Fleisch, Fisch, Eiern, Milch, Geflügel, grünem Gemüse,
Bananen und Käse. Vitamin C ist in grünem Gemüse, Blattgemüse, Kartoffeln, Tomaten, Obst, Südfrüchten und Beeren
enthalten.

Die B-Vitamine bezeichnet man oft als »Streßvitamine«.
Sie sind von entscheidender Bedeutung für ein gesundes Ner-
vensystem, schützen vor Infektionen, unterstützen die Ener-
gieproduktion und fördern das Wachstum. Auch Vitamin C
wird vor allem von Menschen benötigt, die unter mentaler
Anspannung stehen, ebenso von Rauchern, und es ist wie die
B-Vitamine für das Wachstum erforderlich, ferner für die

Reparatur von Zellen, Zahnfleisch, Blutgefäßen, Knochen und Zähnen. Es fördert außerdem auch die Genesung von Krankheiten.

Weil die B-Vitamine und Vitamin C wasserlöslich sind, vermag der Körper sie nicht zu speichern; deshalb müssen sie täglich zugeführt werden. Die fettlöslichen Vitamine – A, D, E und K – können im Körper verbleiben; sie sind in Wurzelgemüse, Spinat, Käse, Milch, Eiern, Fisch, Fischtran, Milchprodukten und Getreide enthalten. Diese Vitamine fördern das Wachstum, schützen vor Infektionen und sind für andere Körperfunktionen unerläßlich.

Zu den wichtigen Mineralstoffen zählen Kalzium, Zink, Eisen, Kalium, Magnesium, Phosphor und Jod. Außer diesen braucht unser Körper noch Selen, Mangan, Natrium sowie weitere Spurenelemente. Unser Organismus ist – wie bei den Vitaminen – nicht imstande, sie selbst zu erzeugen, deshalb müssen auch sie in unserer täglichen Kost enthalten sein. Sie finden sich in Milch, Käse, Sojabohnen, Meeresfrüchten, Geflügel, grünem Gemüse, Fleisch, Eiern, Nüssen, Bohnen, Samen, Haferkleie, Zitrusfrüchten, Äpfeln, Bananen und Kartoffeln.

Wenn Sie die Walking-Diät einhalten, bekommen Sie alle Vitamine und Mineralstoffe, die Sie brauchen. Wer jedoch viel reisen muß, unter Streß steht oder Mahlzeiten ausläßt, sollte ein Multivitamin- und Mineralpräparat nehmen, um etwaige Ernährungsmängel auszugleichen. Bedenken Sie, daß Ihr Körper die B-Vitamine und Vitamin C nicht speichern kann; sie müssen täglich von neuem zugeführt werden.

Wo anfangen?

Beginnen Sie mit der Fettreduzierung
Jedes Gramm Fett, das Sie zu sich nehmen, hat neun Kalorien. Jedes Gramm an Proteinen und Kohlehydraten, das Sie essen, enthält vier Kalorien. Dem Fett in Ihrer Kost haben Sie es zu verdanken, daß Sie sich in die Breite entwickeln. Unser Körper ist nämlich darauf ausgerichtet, Kohlehydrate zu verbrennen und Fett zu speichern.

Es geht nicht darum, Kalorien zu zählen, sondern um das Wissen, welche Nahrungsmittel fettreich sind. Wir brauchen Fett-Bewußtsein, nicht Kalorien-Bewußtsein.

Das wichtigste ist, für eine Reduzierung der gesättigten Fettsäuren zu sorgen, weil diese einen hohen Cholesterinspiegel verursachen, Arterien verengen und zu einem Herzinfarkt oder Schlaganfall führen können. Gesättigte Fettsäuren sind in Fetten tierischen Ursprungs wie rotem Fleisch, Butter, Milch, Käse und Sahne enthalten. Greifen Sie zu entrahmter oder halbfetter Milch, Margarine mit geringem Gehalt an gesättigten Fettsäuren, fettarmem Käse, kalorienreduzierter Majonnaise und statt Sahne zu fettarmem Joghurt. Versuchen Sie, wenn irgend möglich, gebratene Gerichte zu meiden, Fett wegzulassen und zum Kochen ein Öl zu verwenden, das wenig ungesättigte und viel mehrfach gesättigte Fettsäuren enthält: Sonnenblumen-, Maiskeim- und Sojaöl.

Natürlich ist auch Fett unerläßlich für unseren Organismus. Damit er wächst und effektiv funktioniert, benötigen Gehirn, Muskeln, Herz, Haar, Haut, Immunsystem, Zellwände und so weiter unbedingt Fett. Das Problem ist, daß bei uns keine Ausgewogenheit herrscht. Was wir brauchen, ist ein Öl-Wechsel!

Forschungen unter den Inuit (Eskimos) in Grönland haben ergeben, daß bei ihnen Herzkrankheiten praktisch unbekannt sind. Verantwortlich hierfür ist der große Anteil an Meeresfrüchten in ihrer täglichen Kost. Eßbare Meerestiere enthalten Omega-3-Fettsäuren. Diese speziellen Substanzen können eine bedeutende Rolle bei der Verhinderung von Herzkrankheiten und verengten Arterien spielen. Sie kommen in erhöhter Menge in Makrele, Hering, Sardine, Thunfisch, Forelle und Lachs vor.

Vor nicht allzu langer Zeit führte das Medical Research Council in Cardiff eine Studie an 2033 Männern unter siebzig Jahren durch, die einen Herzanfall erlitten hatten. Von diesen erhielt eine Gruppe die Anweisung, mindestens zweimal pro Woche Nahrungsmittel zu sich zu nehmen, die reich an Omega-3-Fettsäuren sind. Nach zwei Jahren zeigte sich, daß bei den Fischessern die Gefahr, an einem zweiten Herzanfall zu sterben, um dreißig Prozent geringer war als bei jenen Probanden, denen man nichts über den gesunden Nebeneffekt von Fisch gesagt hatte.

Das Fett von Lebensmitteln, die aus dem Erdboden stammen, nennt man Omega 6. Der beste derzeit mögliche Rat lautet: Omega-6-Fette reduzieren und sie durch Omega-3-Fischtran ersetzen.

Ein Wort zum Cholesterin, das in letzter Zeit ziemlich in Verruf geraten ist. Man macht es zwar für eine Vielzahl von Krankheiten verantwortlich, andererseits ist es aber auch von großer Bedeutung für die Gesundheit.

Mittlerweile wissen wir, daß es zwei Arten Cholesterin gibt: LDL und HDL (Low-density- und High-density-Lipoproteine). Lipoproteine sind Agenzien im Blut, die das Cholesterin transportieren. Je höher also Ihr HDL-Spiegel ausfällt, desto geringer ist die Gefahr einer Herzkrankheit. Interessanterweise weisen Inuit höhere HDL-Spiegel auf als wir. Die Ursache hierfür ist ihr hoher Konsum von Omega-3-Fettsäuren; diese enthalten die mehrfach ungesättigten Fette EPA (Eikosapentaensäure) und DHA (Docosahexoensäure). Die anderen wohltuenden Wirkungen dieser Fischfette wurden bereits erwähnt.

Man fand auch heraus, daß mäßiger Alkoholgenuß (zwei Gläser Wein, Bier oder Whisky täglich) den HDL-Spiegel im Blut steigert; folglich sieht es so aus, als täte es uns tatsächlich gut, jeden Tag eine kleine Menge Alkoholisches zu kippen. Maßvolles körperliches Training (wie strammes Walking) läßt den HDL-Spiegel erwiesenermaßen ebenfalls steigen.

Der Spiegel des schädlichen LDL oder Cholesterins erhöht sich als Folge des Konsums von gesättigten Fettsäuren, Zucker, Kaffee, Nahrungsmittelzusätzen, der Einnahme der Pille sowie Streß und Bewegungsmangel.

Reduzieren Sie verarbeitete Kohlehydrate

Zusammen mit Fetten und Proteinen verkörpern Kohlehydrate die drei Hauptbausteine des Lebens. Sie setzen sich aus Kohlenstoff, Wasserstoff und Sauerstoff zusammen. Ihre Funktion besteht darin, den Energiehaushalt mit Nachschub zu versorgen. Es gibt zwei Arten: einfache und zusammengesetzte Kohlehydrate beziehungsweise Zucker und Stärken.

Einfache Kohlehydrate werden rasch verdaut, zusammengesetzte dagegen langsam, was bedeutet, daß sie mehr Energie und Kraft liefern können. Einige Kohlehydrate in unserer Normalkost, beispielsweise Zucker und Sirup, sind raffiniert oder verarbeitet und besitzen wenig Nährwert.

Zucker wird gelegentlich als »rein, weiß und tödlich« beschrieben. Jeder Bewohner Großbritanniens ißt im Jahr durchschnittlich fünfzig Kilogramm Zucker. Dieser sorgt zwar für Energie, aber kaum für Nährstoffe. Wenn wir ihn aus unserer Kost streichen, geht uns nichts ab, doch kommen wir bei der Minderung unserer Kaloriengesamtzahl einen Riesensprung voran. *Fünfzig Kilogramm Zucker jährlich verwandeln sich in ungefähr 3500 Kalorien pro Woche.* (3500 Kalorien entsprechen einem Pfund Fett – einem wöchentlichen Ballast, den Sie nicht mit sich herumschleppen müßten, würden Sie auf Zucker verzichten.)

Denken Sie daran, daß der Zucker nicht nur direkt aus der Packung kommt. Zwei Drittel unseres jährlich konsumierten Zuckers verbergen sich in verarbeiteten Lebensmitteln wie Kuchen, Keksen, Milchpudding, Konservenobst, Bier und sprudelnden alkoholischen Getränken sowie Limonaden. Sogar einige Müslisorten enthalten bis zu 25 Prozent Zucker. Fast alle konservierten Lebensmittel kommen ohne ihn nicht aus; studieren Sie also die Etiketten. Und vergessen Sie die Schokolade nicht. Großbritannien rangiert hinsichtlich des Schokoladenkonsums an der Weltspitze, mit weitem Abstand zu anderen Ländern. Die Briten schlecken sich jedes Jahr durch einen Berg von 533 000 Tonnen Schokolade – im Wert von 3,5 Milliarden Pfund Sterling (etwa neun Milliarden DM). Statistisch gesehen verspeist heute der Durchschnitts-Engländer jede Woche sechs Tafeln Schokolade.

Verarbeitete Kohlehydrate wie weißes Mehl und geschälter Reis haben – gleich dem Zucker – den größten Teil ihrer Vitamine, Mineral- und Ballaststoffe verloren; sie sollten durch unverarbeitete Grundnahrungsmittel wie jene ersetzt werden, die in der persönlichen Nahrungsbilanz aufgeführt sind.

Reduzieren Sie die Proteinzufuhr

Proteine unterteilen sich in zwei Arten: tierische und pflanzliche Proteine beziehungsweise Eiweiße. Tierisches Eiweiß oder erstklassiges Protein, wie es genannt wird, enthält alle acht essentiellen Aminosäuren, von denen der Gesundheitszustand des Körpers abhängt. Pflanzlichem Eiweiß beziehungsweise zweitklassigem Protein fehlen einige dieser Aminosäuren; die einzige Ausnahme bilden die Sojabohnen.

Im Rahmen unserer Ernährungsweise essen wir mehr als das Zweifache der Proteinmenge, deren wir bedürfen – allerdings handelt es sich hier um das Protein ungesunder Art. Wir sollten den Konsum von rotem Fleisch möglichst einschränken, andernfalls magere Stücke wählen und uns mehr für weißes Fleisch wie Hähnchen und Pute entscheiden. Alternativ gebührt dem Fisch als einer ausgezeichneten, kalorienarmen Proteinquelle der Vorzug. Hundert Gramm gekochter weißer Fisch liefern ein Drittel unseres gesamten Tagesbedarfs bei weniger als hundert Kalorien. Fisch ist auch reich an jenen Vitaminen und Mineralstoffen, die der Körper braucht. Außerdem haben wir bereits erfahren, welche Vorteile es bringt, Fisch zu essen, der Omega-3-Fettsäuren enthält.

Solange in den Proteinen alle Aminosäuren vorkommen, ist ihre Wirkung letztendlich gleich. Kombiniert man Hülsenfrüchte (die Bohnenfamilie) mit Nüssen und Kernen oder Samen (etwa Sonnenblumen- beziehungsweise Kürbiskernen, Sesamsamen), dürfte keine Gefahr bestehen, daß der Körper unter Eiweißmangel leidet. Menschen jedoch, die den Verzehr von tierischem Eiweiß reduzieren und mehr vegetarische Gerichte in ihren Speiseplan aufnehmen wollen, sollten darauf achten, daß sie Eier essen: Sie sind der perfekte Proteinlieferant, enthalten alle acht essentiellen Aminosäuren und können somit eventuell sich entwickelnde anderweitige Mängel ausgleichen.

Steigern Sie die Ballaststoffe

Ballaststoffe helfen Ihnen, schlank zu werden; wir sollten von ihnen täglich mindestens dreißig Gramm zu uns nehmen. Es handelt sich dabei um unverdauliche Bestandteile der Nahrung – Kohlehydratkomplexe, die aus Stärken und Fasern bestehen. Besonders ballaststoffreich sind beispielsweise Vollkornbrot, Kartoffeln, Obst, Gemüse, Nüsse und Hülsenfrüchte.

Ballaststoffe gehören deswegen zu einer gesunden Ernährung, weil sie den Magen füllen, ohne dick zu machen. Voluminöse Kohlehydrate stillen unseren Hunger mit weniger als der Hälfte der Kalorien einer gleichen Menge fettreicher Nahrung: Ein Gramm Kohlehydrate hat vier Kalorien, dagegen ein Gramm Fett neun Kalorien.

Es gibt zwei Arten von Ballaststoffen, lösliche und unlösliche. Letztere finden sich in Getreide, faserreichem Obst und Gemüse. Diese Fasern oder unverdaulichen Nährstoffe fördern die Verdauung, sie sorgen für den Transport der Nahrung sowie deren Abfallprodukte durch das Verdauungssystem. Lebensmittel, die unlösliche Ballaststoffe enthalten, sättigen, weil man sie stärker kauen muß, weil sie Wasser aufnehmen, im Magen quellen und ihn füllen.

Lösliche Ballaststoffe, die in Obst, Gemüse und Hülsenfrüchten vorkommen, helfen, den Hunger zwischen den Mahlzeiten zu unterdrücken, weil sie die Absorption bestimmter Nährstoffe verzögern. Ohne diese Ballaststoffe kann der Blutzucker stark abfallen, was das Hungergefühl verursacht. Haferkleie, die äußere Schutzschicht des Haferkorns, ist als eine der besten Quellen löslicher Ballaststoffe zum Verzehr in rohem oder gekochtem Zustand geeignet.

Die Fett- und Ballaststofftabellen ab Seite 159 in diesem Buch nennen den Ballaststoffgehalt aller wichtigen Lebensmittel, die nachstehende Aufstellung dagegen soll Ihnen eine allgemeine Vorstellung davon vermitteln, wie hoch oder niedrig der Ballaststoffgehalt einiger unserer Hauptnahrungsmittel ist:

Hoch
Erbsen, Kleie, Pflaumen, Bohnen,
Zuckermais, Bananen, Vollkornmehl,
Schwarzbrot, Vollreis, Dörrobst,
Gebackene Kartoffeln, Blattgemüse.

Mittel
Die meisten grünen Gemüse, die meisten Nüsse,
Äpfel, Orangen, Sellerie.

Niedrig
Gekochte Kartoffeln, Weißbrot,
Geschälter Reis, Tomaten, Kopfsalat,
Gurke, Grapefruit.

Null
Fleisch, Fisch, Eier, Zucker,
Milch, Butter, Käse.

Reduzieren Sie den Salzverbrauch

Wir konsumieren bis zum Zehnfachen der Salzmenge, die wir tatsächlich benötigen – im Durchschnitt etwa zwei Teelöffel täglich –, und die Hälfte davon wird von den Herstellern bei der Verarbeitung den Lebensmitteln beigefügt.

Zuviel Salz kann hohen Blutdruck verursachen, der wiederum das Risiko einer Herzerkrankung steigert. Wenn Sie eine ausgewogene Kost zu sich nehmen, bekommen Sie genügend Salz, ohne es Ihrem Essen gesondert beigeben zu müssen. Versuchen Sie, Ihren Salzkonsum über einen Zeitraum von mehreren Wochen allmählich einzuschränken, und verfeinern Sie den Geschmack Ihrer Speisen ersatzweise mit Kräutern, Zitronensaft und Gewürzen. Legen Sie nach Möglichkeit die Gewohnheit ab, am Tisch nachzusalzen; greifen Sie gegebenenfalls zu einem natriumarmen Salzersatz. Und reduzieren Sie den Konsum von Knusperzeug wie Chips, von Pökelfisch, Pökelfleisch sowie verarbeiteten Nahrungsmitteln in Konserven.

Eine Lebensweise

In einer Umfrage, die kürzlich für die Zeitschrift *New Woman* durchgeführt wurde, erkundigte man sich bei 500 Frauen im Alter zwischen 20 und 45 Jahren über ihre persönlichen Erfahrungen mit dem Abnehmen. Die Mehrheit behauptete, für sie bestehe die beste Methode darin, einfach die dickmachenden Nahrungsmittel zu verringern und sich an gesunde Eßgewohnheiten zu halten. Der Bericht gelangte zu der Schlußfolgerung, daß »alle Anzeichen darauf hindeuten, daß eine allmähliche Veränderung der Eßgewohnheiten zwar langsamere Ergebnisse zeitigt, diese sich jedoch mit weit größerer Wahrscheinlichkeit als dauerhaft erweisen«.

Die Walking-Diät ist keine Radikalkur, sondern eine langfristige Lösung im Hinblick auf Fitneß und Gesundheit. Walking macht Sie schlank, bewirkt zunehmende Stabilität des Herz-Kreislauf-Systems und kann sich zu einem Langzeitvergnügen entwickeln, das Sie für den Rest Ihres Lebens beibehalten. Und Ihre ganz persönliche Diaita wird Ihnen helfen, sich jene bleibenden Eßgewohnheiten zuzulegen, die eine Grundvoraussetzung für wirkliche Gesundheit sind.

Wir haben bereits darauf hingewiesen, daß »Diaita« Lebensweise bedeutet; es bedeutet einen ganzheitlichen Standpunkt zu der Nahrung, die wir essen, und zu dem Training, das unser Körper braucht. Es bedeutet, daß wir unsere gegenwärtigen Eßgewohnheiten überprüfen und in unserer Kost die erforderlichen Änderungen vornehmen müssen, die für einen gesunden Lebensstil unerläßlich sind.

Lassen Sie sich von niemandem einreden, Diät und Training seien zwei Paar Schuhe; *sie sind durchaus vereinbar.* Eine ausgewogene, gesunde Einstellung zu Ihrem Lebensstil (Ihrer persönlichen Diaita) beinhaltet Ausgewogenheit zwischen gesundem Essen, körperlichem Training und Entspannung.

Vergessen Sie eines nicht! Fast jeder von uns ist ein Homo sedentarius: Ihr Ehemann oder Ihre Ehefrau vielleicht, Ihr Vater, Ihr Onkel, die Mitglieder der Nachbarfamilie, die junge Frau, die an Ihrer Arbeitsstelle den ganzen Tag über am Schreibtisch oder am Empfang sitzt.

Werden Sie keine Ziffer in der nächstjährigen Krankheitsstatistik. Schalten Sie den Fernseher ab, bereiten Sie die Rezepte zu, *gehen* Sie, und entspannen Sie sich. Denken Sie daran, Ihre Gesundheit liegt in Ihren Händen – oder, besser gesagt: in Ihren Füßen.

ZWEITES KAPITEL

Walking macht Sie schlank

>»Wenn Sie nicht aktiv werden und auch bleiben, entsprechen
Ihre Chancen, die einmal erreichte Gewichtsabnahme dauerhaft
zu halten, etwa denen eines Schneeballs in der Hölle. Wenn Sie
›seßhaft‹ und bewegungsarm bleiben und dabei Ihr Gewicht unter
Kontrolle halten wollen, werden Sie für den Rest Ihres Lebens am
Rande des Verhungerns vegetieren müssen.«

> MARTIN KATAHN, »The Rotation Diet«

Millionen Menschen haben bereits die wunderbare Kraft des Walkings entdeckt und praktizieren es ihrer Fitneß, Schlankheit und Gesundheit zuliebe regelmäßig. Warum sollen wir uns so viele Sorgen machen, soviel Zeit, Geld und Energie für unwirksame Diät-Übungsprogramme verschwenden, wo doch die Lösung für all unsere Probleme direkt vor unserer Nase liegt!

Gehen ist die einfachste, billigste, praktischste und – auf lange Sicht – wirksamste aller Trainingsmethoden. Wir tun es schon unser ganzes Leben lang. Der einzige Haken dabei ist, daß wir unseren Beinen nicht in ausreichendem Maß und nicht auf die richtige Art Bewegung verschaffen.

Doch wir verfügen über eine solide Grundlage, auf der wir unser Übungsprogramm aufbauen können. Wir alle gehen – selbst als Sitzmenschen – an jedem Tag unseres Lebens eine bestimmte Strecke, deshalb fällt uns der Anfang leichter als beim Jogging oder Radfahren.

Unser Körper benutzt die fürs Walking erforderlichen Muskeln bereits, folglich kommt es nur noch darauf an, die Dauer und dann die Intensität unseres Gehens zu steigern, um jenes Fitneßniveau zu erlangen, das wir alle anstreben.

Aber das gute alte Gehen ist doch langweilig, oder?

Nein, keineswegs.

Vergessen Sie das Bummeln zu irgendeinem Geschäft, um eine Zeitung oder etwas anderes zu kaufen, vergessen Sie das sonntägliche Umherschlendern mit der Familie im Park. Genau dies und nichts anderes ist es nämlich im herkömmlichen Sinn: Bummeln, Umherschlendern. Dagegen hat kein Mensch etwas einzuwenden. Beide Betätigungen können viel Freude bereiten. Aber keine von beiden bringt Sie voran, was Ihr Streben nach Fitneß anbelangt. Und, offen gesagt, solche Beschäftigungen rücken das Gehen in ein schiefes Licht.

Flottes Fitneßgehen – aerobes Walking – ist ein begeisterndes Erlebnis. Aerobes Walking beinhaltet alle fitmachenden Vorteile von Jogging, Radfahren und Rudern – bei geringerer Gefahr, Verletzungen zu erleiden, »auszubrennen« oder sich tödlich zu langweilen. Und es macht Sie wirklich schlank.

Wie Walking funktioniert

Es gab eine Zeit, da in Diätbüchern behauptet wurde, Training könne nicht zum Abnehmen beitragen. Mittlerweile jedoch sind sich die meisten Menschen darin einig, daß regelmäßiges Ganzkörper-Dauertraining, wie strammes Fitneß-

Walking, eine wirksame Art ist, die Pfunde schwinden zu lassen und besonders die Fettpolster zu verringern.

Es funktioniert aus mehreren Gründen:

1. Walking ist aerob

Das Geheimnis des aeroben Walkings beruht auf einer Gehgeschwindigkeit von 5,6 bis 6,4 Stundenkilometern über einen Zeitraum von mindestens 20 Minuten, in dem die Herzfrequenz auf 60 bis 85 Prozent ihres Maximalwerts steigt. Unter 60 Prozent hat das Training keine aerobe Wirkung, die andererseits wieder auf einer Stufe von mehr als 85 Prozent nur von sehr durchtrainierten Menschen erzielt wird (siehe Tabelle 3).

TABELLE 3

Alter	Maximale Herzfrequenz	60%-Stufe	85%-Stufe
20	200	120	170
25	195	117	166
30	190	114	162
35	185	111	157
40	180	108	153
45	175	105	149
50	170	102	145
55	165	99	140
60	160	96	136
65	155	93	132
70	150	90	128

Überlegen Sie: Luft ist im Grunde der »Atem des Lebens«. Wir können ohne sie nicht existieren, doch viele von uns bekommen Tag für Tag zuwenig davon. Unser sitzender Lebensstil bringt mit sich, daß wir flach atmen und statt 3000 Kubikzentimeter Luft aufzunehmen oft nur 500 Kubikzentimeter inhalieren. Stellen Sie sich vor, was für eine Leistung der Motor Ihres Autos brächte, wenn Sie die Luftzufuhr zum Vergaser drosseln würden. Er begänne zu stottern und zu bocken, so daß die Fahrt für Sie sehr unangenehm würde. In ähnlicher Weise beeinträchtigt die ungenügende Sauerstoffzufuhr unseren Körper. Wir fühlen uns müde und schlapp, können uns nicht aufraffen, etwas zu tun. Wir versuchen, unseren Körper trotz mangelnder Versorgung mit Luft in Funktion zu halten.

»*Aerob*« bedeutet wörtlich »mit Sauerstoff«, und aerobes Gehen bewirkt, daß die Lunge bei weniger Anstrengung mehr Luft aufnimmt. Die Lunge kann dann aus der größeren Luftmenge mehr Sauerstoff filtern und den Zellen liefern, wo er gebraucht wird, um zusammen mit der Nahrung Energie zu erzeugen.

Diese Steigerung der Sauerstoffzufuhr sorgt für zusätzliches »Heizmaterial« zum Verbrennen der Nahrung in unserem inneren Feuer. Kommt eine Flamme mit Sauerstoff in Berührung, brennt sie schneller; das gleiche geschieht in unserem Körper, wenn wir aerob gehen. Die Aktivität der Lunge wirkt wie ein Blasebalg, der das innere Feuer anfacht, in dem Nahrung zu Energie umgewandelt wird. Das Ergebnis ist eine Verbesserung der lebenswichtigen Effektivität der Lunge und des ganzen Herz-Kreislauf-Systems.

Die Stärkung des Herz-Kreislauf-Systems hat zur Folge, daß sich die Blutgefäße weiten und elastischer werden und sich das Herz ausdehnt und an Kraft zunimmt. Die Muskeln erfahren durch gesteigerte Blutzufuhr eine Kräftigung, ebenso die Bänder, die sie an den Knochen befestigen. Die Stärke und Beweglichkeit der Gelenke verbessert sich, und weil die

Muskeln mehr Energie benötigen, wird das abgelagerte Körperfett aufgespalten und verbraucht – was zu einer Gewichtsabnahme führt.

Herz und Lunge bestimmen weitgehend die Fitneß des ganzen Körpers. Andere Organe können, obwohl auf ihre Art lebenswichtig, ohne sauerstoff- und nährstoffreiche Blutversorgung nicht existieren. Wenn Sie laufen, um einen Zug zu erreichen, bei der Arbeit mit Streß zu kämpfen haben oder in Rage geraten, haben allein Ihr Herz und Ihre Lunge die an Sie gestellten zusätzlichen Anforderungen zu bewältigen. Ihr Herz schlägt schneller, Ihre Lunge nimmt mehr Luft auf. Ein gesundes Herz-Kreislauf-System kann die Anspannungen, die ihm das moderne Leben auferlegt, problemlos bewältigen. Ein geschwächtes dagegen fällt leicht Bluthochdruck, einem Herzinfarkt, Erkältungen, Viren und anderen Krankheiten zum Opfer.

Lesen Sie einmal, was GABE MIRKIN und MARTSHALL HOFFMANN in »*The Sportsmedicine Book*« über das Sportlerherz sagen:

»Weil das Sportlerherz so muskulös ist, kann es die gleiche Menge Blut, für die das durchschnittliche Herz 75 Schläge in der Minute braucht, mit 50 Schlägen pumpen. Das Sportlerherz schlägt also im Jahr 13 millionenmal weniger. Es arbeitet weniger, ruht sich mehr aus und verbraucht sich deshalb viel langsamer.«

Durch aerobes Walking werden Sie zwar nicht gerade ein Sportlerherz bekommen, aber Sie tun eine Menge für die Kräftigung Ihres Herzens und die Verbesserung seiner Leistungsfähigkeit: eine wichtige Voraussetzung für ein längeres und gesünderes Leben.

Bestimmt ist Ihnen mittlerweile klargeworden, daß es sich

bei aerobem Walking um ein kraftvolles Dauertraining handelt, das alle positiven Gesundheits- und Fitneßeffekte des Joggens, Radfahrens und Ruderns in sich vereint. Dieses regelmäßige aerobe Training bringt den Körper in Schwung, indem es seinen Stoffwechselwert steigert und ihm die Fähigkeit verleiht, überschüssige Pfunde abzubauen.

2. Walking kurbelt Ihren Stoffwechsel an

Ein aerobes Training wie beispielsweise flottes Gehen steigert Ihren Stoffwechselwert. Der Grund- oder Ruheumsatz an Energie ist die Geschwindigkeit, mit der Ihr ruhender Körper Kalorien verbrennt, also die Arbeit verrichtet, sich am Leben und in Gang zu halten: Blutkreislauf, Zellenwachstum, Verdauung, Denken und so fort.

Der Grundumsatz eines Mannes oder einer Frau hängt vom Gewicht, von der Größe, der Fitneß und der Körperzusammensetzung ab. Unter letzterem versteht man die Menge magerer Muskelgewebe im Verhältnis zum Fett. Ein fetter Mensch, der sechzig Kilo wiegt, weist weniger mageres Gewebe in seiner gesamten Körpermasse auf als eine schlanke Person mit dem gleichen Gewicht; den Unterschied macht das überschüssige Fett aus.

Der Tagesbedarf eines Menschen an Kalorien ist die zur Aufrechterhaltung des Grundumsatzes benötigte Kalorienmenge plus jener Menge an Kalorien, die für Bewegung, das heißt körperliche Betätigung, benötigt wird. Der Grundumsatz an Energie oder der »Brennwert« unterscheidet sich von einem Menschen zum anderen. Wichtig ist, daß wir ihn durch aerobes Training beeinflussen können.

Das Problem bei Diätkuren, die keine gesteigerte körperliche Aktivität voraussetzen, liegt darin, daß der Grundumsatz sich verringert anstatt anzusteigen. Infolgedessen hat sich der

Körper bei Beendigung der Fastenzeit an die Hungerrationen und an seinen neuen niedrigeren Grundumsatz gewöhnt. Er braucht weniger Kalorien, um zu funktionieren. Darum lagert er das Mehr an Kalorien, das er nun wieder bekommt und nicht benötigt, als Fett ab. Diätkuren ohne Training zwingen den Körper auch, mit weniger Sauerstoff zurechtzukommen; sie reduzieren seine Sauerstoffaufnahme noch zusätzlich, weil er die nötige Energie nicht aus Nahrung beziehen kann, sondern dem Körper selbst entnehmen muß.

Beim aeroben Walking dagegen steigen die Herzfrequenz- und Atemwerte, und der Grundumsatz legt zu. Die erhöhte Versorgung mit Sauerstoff und der beschleunigte Grundumsatz verbrennen überschüssige Kalorien und befreien auf Dauer davon.

Allgemein ausgedrückt verbrennen Sie im Vergleich zum Sitzen (Fernsehen, Schreibtischarbeit) etwa dreimal mehr Kalorien, wenn Sie mit 4,8 Stundenkilometern gehen. Und wenn Sie mit 6,4 Stundenkilometern aerobes Walking praktizieren, verlieren Sie etwa fünfmal so viele Kalorien wie bei einer sitzenden Beschäftigung.

Tabelle 4 auf Seite 58 nennt ungefähre Werte der Kalorien (Kilokalorien), die Sie verbrennen dürften, wenn Sie Ihre Gehgeschwindigkeit von gemächlichem Bummeln zu flottem aerobem Walking steigern. Die Übersicht gilt für eine Person mit einem Gewicht von 68 Kilogramm und kann wegen unterschiedlicher Grundumsätze nur Schätzwerte angeben. Bei Männern ist der Grundumsatz gewöhnlich höher als bei Frauen, weil ein größerer Teil ihres Körpergesamtgewichts aus magerem Muskelgewebe besteht und Muskelgewebe mehr Energie verbrennt als Fettgewebe – selbst in inaktivem Zustand.

TABELLE 4

Gehgeschwin-digkeit (km/h)	Tempo	Verbrannte Kalorien (ca.)	
		in 30 Minuten	in 1 Stunde
3,2	langsam	120	240
4,0	mittel	140	280
4,8	mittel	160	320
5,6	flott	180	360
6,4	flott	210	420
7,2	schnell	250	500
leicht bergauf gehen	flott	300	600

Aerobes Walking hilft Ihnen, Ihre Körperzusammensetzung zu ändern, denn es steigert im Vergleich zur Masse des Fettgewebes die Menge des Muskelgewebes. Dies ist besonders wichtig, denn bei Diäten mit Kalorienreduktion und ohne Training besteht im allgemeinen die Hälfte des Gewichts, das man normalerweise abnimmt, aus Muskelsubstanz. Dieser Verlust wiederum senkt den Grundumsatz, der eigentlich gesteigert werden sollte.

Darin liegt das Problem, wenn Sie Diät halten, ohne sich körperlich zu betätigen: Sie nehmen zwar ab, senken aber Ihren Grundumsatz und müssen sich dann schier zu Tode hungern, um das niedrigere Gewicht zu halten. Regelmäßiges aerobes Walking dagegen erhöht Ihren Grundumsatz, erlaubt Ihnen, gut zu essen und dabei gesund und schlank zu bleiben.

Der gesteigerte Grundumsatz ist eine gute Nachricht für aerobe Walker. Er verbrennt nämlich nicht nur bis zu durchschnittlich hundert Kalorien je Viertelstunde der Aktivität, sondern er hält auch noch einige Stunden nach Beendigung des Trainings vor, so daß weitere Kalorien verbrennen. Es sprechen sogar deutliche Anzeichen dafür, daß aerobes Walking, wenn man es ständig betreibt, den Grundumsatz auf Dauer erhöht.

3. Walking baut Fett ab

Die meisten Diäten basieren auf Kalorienwerten sowie deren Reduktion, um Ergebnisse zu erzielen. Bis vor kurzem glaubte man, alle Kalorien seien gleich, woher sie auch immer kämen. Mit anderen Worten: Man meinte, eine Fettkalorie entspreche genau einer Kohlehydrat- oder Proteinkalorie. Und wenn wir zuviel von irgendeiner Sorte äßen, würde die überschüssige Energie zu unserem Übergewicht beitragen. Jüngste Untersuchungen an der Stanford University und am Human Nutrition Centre in Maryland, USA, haben jedoch erbracht, daß Kalorie keineswegs gleich Kalorie ist.

In einer Forschungsstudie bekam eine Gruppe übergewichtiger Frauen fettreiche, eine andere Gruppe fettarme Kost. Beide Nahrungsarten enthielten die gleiche Kalorienmenge. Es zeigte sich, daß die fettreich ernährten Frauen leichter zunahmen als jene, die fettarm aßen; und ein ähnliches Projekt für Männer führte zur gleichen Schlußfolgerung.

Das Vanderbilt Weight Management Program in den USA gelangte zu den gleichen Ergebnissen. Wie KATAHN versichert, »ist es das Fett in Ihrer Kost, das Sie fett macht [. . .], wenn man fett wird und Übergewicht bekommt, sind es vor allem die Fettkalorien, die zählen, nicht die Kohlehydrat- und Proteinkalorien« (»*T-Factor Diet*«).

In der typischen Zivilisationskost unserer Breiten wird die gesamte im Protein enthaltene Energie täglich verbrannt, nichts davon wird in Fett umgewandelt und als solches abgelagert. Während Protein und Kohlehydrate bei der Umwandlung von Nahrungs- in Körperfett 25 Prozent Energie verbrauchen, benötigt jedoch Fett selbst sehr wenig Energie, um Nahrungs- in Körperfett umzuwandeln. Die Leichtigkeit, mit der unser Organismus Nahrungs- in Körperfett umsetzt, erweist sich bei der Gewichtskontrolle als das größte Problem. Im Grunde brauchen wir keine Gewichts-, sondern eine Fettkontrolle.

Obwohl der Körper bei der Umwandlung von überschüssigen Kohlehydraten in Körperfett nicht so leistungsfähig ist wie bei der Umwandlung von Nahrungs- in Körperfett, glaubte man bis vor kurzem, alle überschüssigen Kalorien würden letztendlich zu Körperfett. Diese Meinung erwies sich jetzt als falsch. Im allgemeinen wandelt der Körper sehr wenige Kohlehydrate in Körperfett um. Er verbrennt erstere, während er letztere deponiert.

Hier kommt wieder der Grundumsatz ins Spiel. Denn wenn Sie regelmäßig kohlehydratreiche Kost zu sich nehmen, ist Ihr Grundumsatz mit größter Wahrscheinlichkeit höher als der einer Person, die sich sehr fettreich ernährt. Bei der Umwandlung der zusätzlichen Kohlehydrate in Energie muß Ihr Körper viel schwerer arbeiten, wobei dieser thermische Effekt in der Regel täglich weitere 200 bis 300 Kalorien verbrennt. Bedenken Sie, daß das zusätzlich verbrannte Kalorien zu jenen sind, die Sie jeden Tag beim aeroben Gehen verbrennen: 200 bis 400, je nach der aufgewendeten Zeit und Mühe.

Der thermische Effekt (Thermogenese) entsteht aus der Arbeit des Körpers beim Verbrennen der als Nahrungsenergie aufgenommenen Kalorien zur Erzeugung von Wärme. Der zusätzliche thermische Effekt, den die Walking-Diät (fettarme Nahrung plus aerobes Training) erzeugt, wird dazu beitragen, daß Ihr Körper allmählich die von Ihnen gewünschte Form erhält und Sie wieder Ihr Sollgewicht erlangen.

Wie wir mittlerweile wissen, spielt Training eine wichtige Rolle bei jedem Diät-Übungsprogramm, doch das Entscheidende ist, daß nicht alle Übungen das gleiche bewirken. Aerobes Gehen, das im Rahmen der Walking-Diät praktiziert wird, verbrennt während der Aktivitätsperiode mehr Fett als Kohlehydrate. Wenn Sie mit einem Tempo von 6,4 Stundenkilometern eine Dreiviertelstunde stramm gehen, verbrauchen Sie nicht nur bis zu 300 Kalorien, sondern darunter auch bis zu 180 Fettkalorien!

Betreiben Sie dagegen eine Dreiviertelstunde lang eine anaerobe (wörtlich: »ohne Luft«) Sportart wie Squash, werden Sie zwar bis zu 650 Kalorien los, aber von diesen nur etwa 260 Fettkalorien. Der Grund liegt darin, daß regelmäßiges aerobes Dauertraining wie flottes Gehen eine fettverbrennende Betätigung ist, während anaerobe Start-Stopp-Sportarten wie Squash und Tennis zu den kohlehydratverbrennenden Aktivitäten zählen.

Bei aerobem Walken steigen Ihre Herzfrequenz- und Atemwerte auf einen gleichmäßigen Rhythmus und bleiben während der Dauer des Trainings auf dieser Ebene. Ihr Körper wird genau dann mit dem nötigen Sauerstoff versorgt, wenn er ihn zum Verbrennen seiner Brennstoffmischung benötigt. Anaerobes Training dagegen erfordert plötzliche kurze Energieschübe; sie werden von einem Brennstoff erzeugt, der aus den Muskeln kommt und nicht aus einer gesteigerten Sauerstoffzufuhr, wie aerobes Training sie bewirkt. Das führt zu dem heftigen Herzklopfen und der Atemlosigkeit, die für anaerobes Training typisch sind.

Eine wahrlich gute Nachricht für alle Betroffenen lautet, daß die Wirkung des aeroben Gehens sich besonders an Hüf-

ten und Oberschenkeln bemerkbar macht, wo sich gern Fett
ansetzt, zumal bei Frauen. Über diesen positiven Aspekt des
Walkings werden sich vor allem jene Frauen freuen, die ver-
gebens Hüft- und Oberschenkeldiäten versucht haben, welche vorwiegend auf Kalorienzählen und -reduzieren basieren. Erfreulich ist die Nachricht auch für Männer, die an
Hüften, Schenkeln und speziell im Taillenbereich abnehmen
möchten. Regelmäßige aerobe Betätigung verbrennt das
überschüssige Fett an den Problemstellen nicht nur, sondern
beseitigt es auf Dauer.

Inzwischen sind Sie hoffentlich überzeugt, daß konse-
quentes aerobes Walking die Lösung für Ihre sämtlichen
Trainings- und Diätbedürfnisse ist und Sie nichts mehr auf-
zuhalten vermag, loszugehen und das Ganze auszuprobieren.
Einer Redewendung zufolge beginnt auch die längste Reise
mit einem einzigen Schritt. Und Sie sollten nun soweit sein,
daß Sie Ihre guten Absichten in die Tat umsetzen, sich auf die
Beine machen und aerob walken wollen.

Der Aufbruch

Ihr erster Gang soll der Beginn einer Gewohnheit sein, die
Ihr ganzes restliches Leben verändern wird. Ziehen Sie also
geeignete Kleidung und bequeme, feste Schuhe an und nehmen Sie sich vor, einen flotten, kräftigenden Marsch von
zwanzig Minuten Dauer zu absolvieren.

Hierfür bietet sich fast jede Gegend an, die gut zugänglich
und sicher ist. Wir stellten jedoch fest, daß man eine regelmäßige Walkinggewohnheit am einfachsten und schnellsten ent-

wickelt, wenn man einfach zur Haustür hinausgeht und eine Runde um den Block dreht. Ist Ihnen das Walking erst einmal in Fleisch und Blut übergegangen, können Sie Ihre Strecken variieren, in den Park, an den Strand oder in die Berge gehen. Am Anfang sollten Sie Ihr Programm jedoch so leicht wie möglich gestalten, damit es zur selbstverständlichsten Sache der Welt wird, ohne daß Sie sich selbst durch Ausreden an Ihren guten Vorsätzen hindern. Das Ziel besteht darin, mit dem Gehen zu beginnen und dieses dann auch beizubehalten.

Vorab jedoch eine gesundheitliche Warnung!
Wenn Sie sich über Ihre körperliche Verfassung im unklaren sind, mit Übergewicht kämpfen, an Herz-Kreislauf-Beschwerden oder einer Erkrankung der Atemwege leiden beziehungsweise ein ärztlich diagnostiziertes Problem haben, sollten Sie Ihren Arzt konsultieren, bevor Sie mit dem Walking anfangen. Und hüten Sie sich vor dem Syndrom passiver Fitneß.

Nur weil Sie vielleicht mit einer Idealfigur gesegnet und so gut wie nie krank sind, können Sie beileibe nicht einfach ein energisches Walkingprogramm beginnen, ohne sich darauf vorzubereiten. Der Rat lautet immer gleich: Wärmen Sie sich zuerst auf (machen Sie die Übungen in Kapitel 5: »Übungen für Walker«), beginnen Sie langsam, um Verletzungen vorzubeugen. Verletzungen führen am häufigsten dazu, daß der geplante Ablauf des Übungsprogramms jäh unterbrochen wird, und sie sind der Grund für das Scheitern vieler guter Absichten.

Der Ruhepulswert (die Herzfrequenz) gibt ungefähren Aufschluß über Ihre allgemeine körperliche Verfassung. Er ist ein Barometer, das den Grad Ihres Wohlbefindens, Ihrer nervlichen Anspannung oder einer Krankheit aufzeigt. Messen sollten Sie ihn gleich am Morgen, bevor er Zeit hat, aufgrund von Anstrengungen, geistiger Erregung, Essen und Getränken, wie Tee und Kaffee, oder Nikotin zu steigen.

Setzen Sie sich zum Messen Ihres Ruhepulses bequem auf einen Stuhl und atmen Sie normal. Wenden Sie dann eine der beiden folgenden Methoden an:

1. Legen Sie Zeige- und Ringfinger Ihrer rechten Hand auf die Schlagader an der Innenseite Ihres linken Handgelenks, genau unter dem Daumenansatz. Zählen Sie, wie oft Ihr Puls in 15 oder 30 Sekunden schlägt, und multiplizieren Sie die Zahl mit vier beziehungsweise mit zwei. So erhalten Sie den Ruhepulswert.

2. Legen Sie zwei Finger auf Ihren Hals, unmittelbar neben der Luftröhre; Sie werden den Puls spüren, und zwar in der Halsschlagader, die Blut zum Kopf transportiert. Zählen Sie die Schläge wie bei der Handgelenkmessung. Achten Sie darauf, daß Sie nicht gleichzeitig auf beide Halsseiten drücken; Sie könnten den Blutstrom zum Kopf einschränken oder sogar unterbinden.

Ihre Pulsfrequenz ändert sich im Lauf des Tages. Sie ist am niedrigsten während des nächtlichen Schlafs. Mit dem Erwachen erhöht sie sich um fünf bis zehn Schläge in der Minute, steigert sich noch einmal allmählich tagsüber und kann beim Schlafengehen bis zu zehn Schläge mehr ausmachen als beim Aufstehen am Morgen.

Natürlich variieren die Pulswerte individuell von Mensch zu Mensch. Allgemein gilt: Je niedriger der Ruhepulswert, desto gesünder sind Sie. Der Durchschnittswert liegt bei Männern zwischen 70 und 85 Schlägen pro Minute; Frauen tendieren zu einer schnelleren Rate, sie beträgt bei ihnen zwischen 75 und 90 Schlägen in der Minute. Pendelt Ihre Pulsfrequenz zwischen 90 und 100, ist die Wahrscheinlichkeit groß, daß Sie nicht fit sind; ein flottes Walking-Programm wird nach und nach für eine Senkung sorgen. Wie gesagt, manche Menschen haben Ruhepulswerte bis zu 100, dagegen zählen einige Sportler und »Normalbürger« nur 40 Schläge pro Minute. Man sollte sich stets vor Augen halten, daß das Herz schlicht die Funktion einer Pumpe ausübt: Je weniger Arbeit es leisten (je weniger Schläge es machen) muß, desto länger wird es halten.

Beginnen Sie Ihr Walking-Programm so, wie es sich mit Ihrer körperlichen Verfassung vereinbaren läßt. Falls Sie in letzter Zeit vorwiegend sitzend beschäftigt waren und nicht an körperliche Anstrengung gewöhnt sind, sollten Sie langsam anfangen und etwa jeden zweiten Tag zwanzig Minuten walken – mehr nicht. Schlagen Sie ein Tempo ein, das Sie fordert, aber nicht übermüdet. Ihr Ziel sollte darin bestehen, sich jedesmal ein bißchen stärker anzustrengen, bis Sie ein flottes Tempo erreichen und sich dabei wohl fühlen. Wählen Sie an alternierenden Tagen eine langsamere Schrittfolge, um die Gewohnheit des regelmäßigen Walkings zu fördern. Behalten Sie diese Schrittfrequenz bei, bis Sie sich bereit fühlen, das weiter hinten in diesem Kapitel beschriebene Dreißigtageprogramm anzugehen, mit dem Sie sich wieder fitwalken werden.

Was immer Sie machen – achten Sie darauf, daß Sie sich nicht verletzen. Zu Beginn eines Übungsprogramms – wenn der Wunsch nach schnellen Resultaten größer ist als die Leistungsfähigkeit – zieht man sich am ehesten Skelettmuskelverletzungen zu. Das ist der Punkt, an dem viele Menschen wieder das Handtuch werfen. Das Schöne am Walking liegt darin, daß Sie, wie auch immer Ihre Ausgangsbasis sein mag,

die Dauer und Intensität Ihres Programms ganz allmählich
zu steigern imstande sind, bis Sie jene Fitneßstufe erreichen,
die Ihnen als ideal vorschwebt.

Wenn Sie bereits körperlich aktiv sind, sollten Sie mit
zwanzigminütigem flottem Walking beginnen und sich während des Gehens strecken beziehungsweise dehnen. Anschließend müßten Sie sich eigentlich erfrischt fühlen. Falls
Sie müde sind, war Ihr Tempo zu hoch. Wenn Sie sich beim
Gehen nicht mit einer anderen Person unterhalten können,
ohne außer Atem zu geraten, dann haben Sie ein zu hohes
Tempo vorgelegt. Das Entscheidende bei der ganzen Sache
ist, daß Sie auf das hören, was Ihr Körper Ihnen sagt, und die
Schrittfolge notfalls verlangsamen. Sie sollten zur Bildung
einer Gewohnheit jeden zweiten Tag flott und an den Tagen
dazwischen zwanzig Minuten in langsamerem Tempo gehen,
bis Sie das Gefühl haben, soweit zu sein, daß Sie das am Ende
dieses Kapitels beschriebene dreißigtägige Fitneßprogramm
beginnen können.

Damit Sie wirklich Nutzen aus dem aeroben Walking ziehen und ein gesünderer, schlankerer Mensch werden, müssen
Sie eine Walking-Herzfrequenz zwischen 60 und 85 Prozent
Ihrer maximalen Herzfrequenz erreichen (entnehmen Sie die
Werte der Tabelle 3).

Es gibt eine einfache Methode zur Berechnung Ihres
aeroben Walkingwerts: Ziehen Sie Ihr Alter von 220 ab, die
Differenz ergibt Ihre maximale Herzfrequenz in Schlägen
pro Minute. Multiplizieren Sie die Zahl dann mit 0,60
(60 Prozent) für den unteren und mit 0,85 (85 Prozent) für
den oberen Wert Ihres aeroben Walking-Bereichs.

Kontrollieren Sie, nachdem Sie etwa zehn Minuten gegangen sind, Ihren Puls. Dazu brauchen Sie eine Uhr mit Sekundenzeiger oder -ziffern. Gehen Sie dabei genauso vor wie bei

der Ermittlung Ihres Ruhepulswerts. Übersteigt Ihr Puls-
schlag den oberen Wert Ihres Walking-Bereichs, dann sind
Sie zu schnell unterwegs. Falls Sie untrainiert sind, dürften
4,8 Stundenkilometer ein bequemes Gehtempo sein, mit dem
Sie in Ihren aeroben Bereich gelangen.

In der ersten Zeit nach dem Beginn des Programms sollten
Sie sich so lange an die unteren Werte Ihres aeroben Walking-
Bereichs (60 Prozent) halten, bis Sie sich daran gewöhnt haben. Kontrollieren Sie im weiteren Verlauf des Programms
die Verbesserung Ihrer aeroben Leistung, indem Sie Ihren
Puls an mehreren Punkten des Walkens und unmittelbar nach
dessen Beendigung messen.

Auf diese Weise stellen Sie sicher, daß Sie innerhalb Ihres
aeroben Bereichs bleiben.

Mit zunehmender Fitneß werden Sie feststellen, daß sich
Ihre Herzfrequenz beim Absolvieren der gleichen Übungen
verringert. Der Grund dafür ist, daß nach und nach die zunehmende Größe und Kraft seiner Muskulatur das Herz befähigt, mit jedem Schlag ein größeres Blutvolumen in die
Arterien zu pumpen.

Wenn Ihnen nun das Gehtempo auf dem 60-Prozent-Le-
vel wirklich behagt, dann können Sie mit einer Erhöhung der
Schlagzahl bis zur Stufe von 70 bis 75 Prozent experimentieren. Höher müßten Sie eigentlich nicht mehr gehen, da Ihnen
ab jetzt die bestmöglichen Voraussetzungen gegeben sind, die
Sie in bezug auf Fitneß, Abnehmen und Verbesserung der
Kreislauftätigkeit nötig haben.

Denken Sie jedoch daran, während Sie den Herzfrequenz-
wert vom 60-Prozent-Level steigern, daß Ihr Körper selbst
am besten beurteilen kann, was ihm guttut. Verspüren Sie
Beschwerden, etwa Seitenstiche, reduzieren Sie das Tempo.
Erstrebenswert ist ein behutsames Strecken und Dehnen,

nicht aber schmerzhafte Anstrengung. Nichts demoralisiert mehr als die Rückkehr nach Hause mit einer Verletzung, die Sie für ein paar Wochen zur Untätigkeit zwingt.

Walking und das Wetter

Die Witterungsbedingungen sollen hinsichtlich Ihres Walking-Programms die allerletzte Rolle spielen. Es gibt nur ganz wenige Tage, an denen das Wetter so scheußlich ist, daß man auch beim besten Willen lieber daheim bleibt. Doch selbst während der schlimmsten Regenphase legt der Himmel ab und zu eine Ruhepause ein. Das Wetter hält Sie ja normalerweise nicht davon ab, zur Arbeit zu gehen oder Ihre Freizeit nach Ihren Wünschen zu gestalten; lassen Sie sich also das Walking nicht durch klimatische Widrigkeiten verderben.

An kalten Tagen können Sie Ihren Körper mit wesentlich weniger Kleidung warm halten, als Sie vielleicht glauben. Wichtig ist, daß Sie Handschuhe anziehen, Ihren Kopf sowie Ihren Hals schützen und auch Ihre Oberschenkel nicht vergessen. Sind die Gliedmaßen erst einmal versorgt, kommt der Körper ohne weiteres mit leichterer Kleidung aus. Und sollte Ihnen zu warm werden, können Sie sich immer noch von Ihrer Kopfbedeckung und den Handschuhen befreien.

Ziehen Sie nicht zu viele dicke Pullover übereinander an.

Tragen Sie lieber mehrere dünne Kleidungsstücke, die Sie beim Gehen locker abstreifen oder ergänzen können. Mittlerweile gibt es sehr gute, extrem leichte Kleidung aus Materialien wie Gore-Tex, die Wind und Regen abhalten, den Schweiß jedoch verdunsten lassen.

Bevorzugen Sie beim Walking während warmer Tage hellfarbene Kleidung, die Hitze und Licht reflektiert, und setzen Sie bei Sonnenschein einen Hut mit Rand auf. Wählen Sie Tageszeiten wie den frühen Morgen, den späten Nachmittag oder den frühen Abend.

Lassen Sie sich vom Wetter nicht beeindrucken. Ist Ihnen das Walking erst einmal zur Gewohnheit geworden, werden Sie hinaus wollen, egal bei welchen Witterungsverhältnissen. Denken Sie daran, daß Sie nicht nur aus Gesundheits- und Schlankheitsgründen Ihre Beine betätigen, sondern auch wegen des psychischen Erfolgserlebnisses. Jede Jahreszeit hält ihre eigenen Köstlichkeiten parat. Dunst und Nebel, Schnee, Frühlingsregen und Sommerhitze sind für jeden Walker attraktiv und schön, der sich die Zeit nimmt, mit offenen Augen durch die Welt zu gehen.

Finden Sie Ihre persönliche Schrittlänge

Das Tempo ist der Schlüssel zur Ermittlung Ihrer individuellen Schrittlänge und zum Erreichen eines guten Gehrhythmus. Beginnen Sie mit einem flotten Tempo, mit dem längsten Schrittmaß, das Ihnen noch angenehm ist, und lassen Sie die Arme ganz natürlich in Gegenrichtung zu Ihren Beinen schwingen.

Die Arme sollten sich mit der gleichen Geschwindigkeit bewegen wie die Beine. Entspannen Sie die Schultern, dann werden die Arme beim Gehen von selbst ins Schwingen geraten. Wenn sich Ihr rechter Fuß vorwärts bewegt, wird Ihr linker Arm das gleiche tun; beim linken Fuß pendelt der rechte Arm mit. Arme und Schultern bilden das Gegengewicht zu Beinen und Hüften.

Beine und Hüften sind mit den größten Muskeln des Körpers ausgestattet; lassen Sie diese Muskeln den Rhythmus bestimmen, dem sich die Arme dann angleichen. Sie werden feststellen, daß mit der erhöhten Schrittfrequenz Ihrer Beine auch die Arme schneller schwingen. Ihre Ellbogen sind in völlig natürlicher Weise gebeugt, und Sie spüren den natürlichen Bewegungsablauf eines flotten, rhythmischen Gehens.

Bald werden Sie das Gefühl bekommen, bei jedem Schritt mit Ihren Hüften weiter ausgreifen zu können. Das ist eine gute Nachricht! Je mehr Sie Ihre Hüften strecken und dehnen, desto besser wirkt sich das auf Ihre Figur aus. Und wenn Sie beharrlich Ihre Hüften nach vorn strecken, werden Sie feststellen, daß diese sich natürlich bewegen, ohne übertriebenes Schwenken.

Bestimmt wollen Sie auch sicherstellen, daß Ihre Füße im richtigen Moment Bodenkontakt aufnehmen. Am angenehmsten und wirksamsten ist hierbei die Ferse-Zehen-Methode, das Abrollen. Die Ferse Ihres ausgreifenden Fußes sollte den Boden kurze Zeit vor dem Fußballen und den Zehen berühren. Hat die Ferse auf dem Boden aufgesetzt, verlagern Sie mit fixiertem Knöchel und gebeugtem Knie das Gewicht nach vorn, das heißt, Sie rollen den Fuß über den Ballen auf die Zehen und benutzen diese, um sich in den nächsten Schritt abzustoßen.

Gehen Sie zielstrebig in Richtung Idealgewicht

Suchen Sie als erstes ein paar alte Jeans oder ein anderes altes Kleidungsstück heraus, das Ihnen zu eng geworden ist, und benutzen Sie es als Maß für Ihre Fortschritte. Nichts läßt sich mit jener Begeisterung vergleichen, die Sie zwei oder drei Wochen später empfinden, wenn Sie wieder ohne Schwierigkeiten in Sachen hineinpassen, die Sie eigentlich schon für immer ausrangiert hatten.

Wiegen Sie sich als nächstes, und notieren Sie das Gewicht. Falls Sie Ihre Körpergröße nicht kennen, messen Sie sie. Vergleichen Sie Ihre Werte mit jenen in der Größe-Gewicht-Tabelle (Tabelle 5) auf Seite 72. Für jede Größe gibt es einen akzeptablen Gewichtsbereich, und zwar für schmächtigen, mittleren und kräftigen Körperbau. Für Frauen wäre das Zielgewicht in der Nähe des unteren Werts ideal; bei Männern sollte es, je nach Körperbau, der Obergrenze des Bereichs näher sein.

Damit haben Sie ein Ziel, das es anzustreben gilt. Lassen Sie jedoch die Kontrolle Ihres Gewichts nicht zu einer fixen Idee werden. Zeitweise schwankt das Körpergewicht sehr stark. Wiegen Sie sich einmal in der Woche und probieren Sie lieber öfter, ob Ihnen das ausgewählte Kleidungsstück schon wieder besser paßt. Wenn Sie für sich ein aerobes Walkingprogramm gestalten, steht Ihnen bald das Erlebnis bevor, wie die überflüssigen Pfunde verschwinden; Sie werden sich auch ohne nervende Gewichtskontrollen wohler fühlen und feststellen, daß dies Ihrem Aussehen zugute kommt.

Mittlerweile müßten Sie mehrere Walking-Runden absolviert und den Grad Ihrer körperlichen Leistungsfähigkeit bestimmt haben. Sie müßten gelernt haben, sorgfältig auf die Si-

TABELLE 5

Größe ohne Schuhe	Größe-Gewicht-Verhältnis		
	Schmächtiger Körperbau	Mittlerer Körperbau	Kräftiger Körperbau
FRAUEN			
1,47 m	45,5 kg	49,9 kg	54,0 kg
1,50 m	46,3 kg	50,9 kg	55,4 kg
1,52 m	47,7 kg	51,8 kg	56,8 kg
1,55 m	49,0 kg	53,1 kg	58,1 kg
1,57 m	50,4 kg	54,0 kg	59,5 kg
1,60 m	51,8 kg	55,4 kg	60,8 kg
1,62 m	53,6 kg	57,2 kg	62,7 kg
1,65 m	55,4 kg	59,5 kg	64,5 kg
1,67 m	57,2 kg	61,7 kg	66,3 kg
1,70 m	59,0 kg	63,6 kg	68,1 kg
1,72 m	60,8 kg	65,8 kg	69,9 kg
1,75 m	62,7 kg	68,1 kg	72,2 kg
1,77 m	65,0 kg	70,8 kg	74,5 kg
MÄNNER			
1,60 m	55,4 kg	59,0 kg	63,6 kg
1,62 m	56,8 kg	60,4 kg	64,9 kg
1,65 m	58,1 kg	61,7 kg	66,3 kg
1,67 m	60,0 kg	63,6 kg	68,1 kg
1,70 m	61,7 kg	65,4 kg	70,4 kg
1,72 m	63,6 kg	69,0 kg	72,2 kg
1,75 m	65,4 kg	70,0 kg	74,0 kg
1,77 m	69,0 kg	70,8 kg	75,8 kg
1,80 m	70,0 kg	72,6 kg	78,1 kg
1,83 m	70,8 kg	74,5 kg	79,9 kg
1,86 m	72,6 kg	76,9 kg	82,2 kg
1,88 m	74,5 kg	78,6 kg	84,5 kg
1,91 m	76,3 kg	80,8 kg	86,7 kg

gnale Ihres Körpers zu reagieren und sowohl Ihr Gehtempo als auch Ihre Gehzeit so anzusetzen, daß Sie sich am Ende gleichermaßen müde und erfrischt, jedoch nicht erschöpft fühlen.

Sie sind also wirklich buchstäblich für Fortschritte gerüstet. Erwarten Sie aber keine unmittelbaren Resultate, sondern konzentrieren Sie sich lieber auf das Walking als solches. Gewöhnen Sie sich an, die Erregung und freudige Begeisterung intensiv zu empfinden, ins Freie hinauszudürfen, weg von Telefonen, Lärm und Hektik. Machen Sie sich bewußt, wie wohl Sie sich fühlen. Sagen Sie sich, daß Sie einer Gewohnheit nachgehen, die Ihr Leben für immer verändern und Ihnen die Gesundheit, Fitneß und Schlankheit bescheren wird, die Sie verdienen.

Ich verspreche Ihnen, wenn Sie das aerobe Walking beharrlich betreiben, wird Ihnen allein schon wegen des psychischen Gewinns daran gelegen sein, jeden Tag an die frische Luft zu kommen. Erlauben Sie sich also zu gehen. Und lernen Sie, das Natürlichste schlechthin zu tun – das, wofür Ihr Körper geschaffen wurde.

Strecke, Zeit und Geschwindigkeit

Wie bereits betont, beginnen Sie aerobes Walking damit, daß Sie einfach zur Haustür hinausgehen und eine Runde um den Block drehen oder irgendeinen anderen gewohnten Weg zurücklegen. Weil Sie die Länge der gegangenen Strecken kennen sollten, fahren Sie die von Ihnen ausgewählte Route am besten mit dem Auto ab und messen mit Hilfe des Kilometerzählers die Distanz zwischen markanten Punkten. Einige

Fahrräder verfügen ebenfalls über Kilometerzähler, können
also zum gleichen Zweck benutzt werden.

Mit der Ausdehnung Ihres Walking-Programms müssen
Sie Ihre Runde verlängern, denn Sie werden bald mehrere
Kilometer zurücklegen. Und Sie müssen auch die längere
Strecke vermessen. Natürlich können Sie ebensogut auf Ihrer
Anfangsstrecke wie Läufer auf einem Sportplatz mehrere
Runden drehen. Bestimmt wollen Sie auch Ihre Geschwindigkeit ermitteln.

Es ist nützlich, sich hierfür folgende Formeln einzuprägen:

1. Streckenlänge = Geschwindigkeit $\times$ Zeit

2. Geschwindigkeit $= \dfrac{\text{Streckenlänge}}{\text{Zeit}}$

3. Zeit $= \dfrac{\text{Streckenlänge}}{\text{Geschwindigkeit}}$

Wenn Sie zwei der obigen Variablen kennen, ist es ein leichtes, die dritte zu berechnen. Am einfachsten läßt sich die Zeit
messen, schließlich besitzen die meisten Menschen eine Uhr.
Und wenn Sie die Streckenlänge messen können, läßt sich
auch die Geschwindigkeit mühelos ermitteln.

Wollen Sie die gewohnten Strecken mit den Ihnen vertrauten markanten Punkten verlassen, empfiehlt es sich, einen
Schrittzähler oder Pedometer zu kaufen. Stellen Sie das kleine Instrument auf Ihre Schrittlänge ein und messen Sie so die
zurückgelegte Strecke. Mit Hilfe Ihrer Uhr vermittelt es Ihnen auch Ihre Gehgeschwindigkeit. Schrittzähler erhalten Sie
in den meisten Sportgeschäften und großen Warenhäusern,
sie sind nicht allzu teuer.

Es gibt noch zwei weitere Methoden, die beim Walking
zurückgelegte Strecke zu ermitteln:

1. Gehgeschwindigkeit (km/h)
Legen Sie auf der Strecke, die Sie mit Hilfe des Kilometerzählers vermessen haben, einen Kilometer zurück und stoppen Sie die Zeit. Haben Sie für den Kilometer eine Viertelstunde gebraucht, sind Sie mit einem Schrittempo von vier Stundenkilometern gegangen.

$$\text{Geschwindigkeit} = \frac{\text{Streckenlänge}}{\text{Zeit}} = \frac{1 \text{ km}}{0,25 \text{ Std. } (^1/_4 \text{ Std.})}$$

Berechnen Sie, wenn Sie Ihr Walking-Tempo verändern (also die Geschwindigkeit steigern), mit Hilfe dieser Methode Ihr neues Tempo. Sie werden bald ein Gefühl für Ihre Gangart entwickeln und verschiedene Walking-Geschwindigkeiten (4,0, 4,8, 5,6 oder 6,4 Stundenkilometer) richtig einschätzen können. Bei korrekter Beurteilung Ihres Tempos und Kenntnis der Zeit ist es einfach, die Streckenlänge zu berechnen:

Streckenlänge = Geschwindigkeit × Zeit

2. Die Schrittmethode
Zählen Sie die Menge Ihrer Schritte pro Minute bei normaler Gehgeschwindigkeit. Nachdem die durchschnittliche Schrittlänge ungefähr 60 Zentimeter beträgt, müssen Sie also für die Distanz von einem Kilometer rund 1666 Schritte machen. Beträgt Ihre Geschwindigkeit 136 Schritte pro Minute, brauchen Sie für den Kilometer 12$^1/_4$ Minuten.

Streckenlänge = Geschwindigkeit × Zeit
   = 136 Schritte /Min. × 12,25 (= 12$^1/_4$) Min.
   = 1666 Schritte

Vielleicht wollen Sie Ihre Streckenlänge so genau bestimmen, wie ein Pedometer dies bewerkstelligt. Messen Sie hierfür den Abstand von Zehe zu Zehe oder Ferse zu Ferse während eines normalen Schrittes. Am besten lassen Sie sich dabei von jemandem helfen. Berechnen Sie dann die zurückgelegte Strecke nach der obigen Methode.

Das alles klingt ziemlich kompliziert. Ist es auch. Wesentlich einfacher läßt sich die Streckenlänge mit einem Schrittzähler ermitteln.

Gehen Sie sich gesund und fit in dreißig Tagen

Gleichzeitig mit dem dreißigtägigen Walking-Programm sollten Sie die in Kapitel 3 ausführlich behandelte Walking-Diät beginnen. Versuchen Sie, pro Woche ein bis zwei Pfund abzunehmen, bis Sie Ihr Ziel- oder Wunschgewicht erreicht haben. Eine Reduzierung in dieser Höhe genügt vollkommen und ermöglicht die effektivste Kontrolle des Körpergewichts. Natürlich ist es normal, daß Sie in der ersten Woche – infolge des Flüssigkeitsverlusts – schnell um einige Pfunde leichter werden (unsere Körper bestehen zu siebzig Prozent aus Wasser).

Das Walking-Programm und die Diät sind für die Tage eins bis dreißig ausgearbeitet; theoretisch könnten Sie an irgendeinem beliebigen Tag beginnen, doch wir empfehlen Ihnen, dafür einen Montag auszuwählen, weil im Lauf der Woche eine allmähliche Steigerung des aeroben Walkings erfolgen und an den Wochenenden etwas intensiver trainiert werden soll.

Wärmen Sie sich vor Beginn des Gehens immer auf (wenden Sie die Übungen an, die in Kapitel 5, »Übungen für den Walker«, beschrieben werden). Gehen Sie dann langsam los und steigern Sie allmählich Ihre Geschwindigkeit.

Im weiteren Verlauf dieses Kapitels finden Sie ab Seite 80 Vordrucke für eine persönliche Walking-Statistik, die Sie ausfüllen sollen. Wenn Sie wollen, können Sie sie kopieren und nach Ablauf der dreißig Tage als Dauertagebuch führen. Die Aufzeichnungen ermöglichen es Ihnen, Ihre Fortschritte nachzuvollziehen. Außerdem dienen sie als Motivation, und die brauchen Sie, damit Sie »in Gang« gehalten werden. Sofern Sie das Tagebuch immer auf dem aktuellen Stand halten, sind Sie in der Lage, jeden Tag beziehungsweise jede Woche im voraus zu planen: Sie können eintragen, wo, wann und wie lange Sie walken wollen. Wie Sie feststellen werden, ist jeder Tag in Vormittags- und Nachmittagszeiten gegliedert. An manchen Tagen haben Sie vielleicht keine Gelegenheit, Ihren geplanten Marsch an einem Stück zu absolvieren; also teilen Sie ihn auf und legen zunächst vormittags die eine, nachmittags dann die andere Halbdistanz zurück.

Wir raten jedoch davon ab, Ihre aeroben Gehzeiten in den ersten vierzehn Tagen zu zerstückeln. Gehen Sie während dieser Zeit zwanzig bis dreißig Minuten aerob, entsprechend der Anweisung, und zwar vormittags oder nachmittags an einem Stück. Danach können Sie nach Belieben Ihre Walks an den Tagen, an denen Sie mit gemäßigtem Tempo gehen, auf den Vormittag und den Nachmittag aufteilen.

Die für das dreißigtägige Programm empfohlenen Gehzeiten sind Mindestzeiten, die Sie unbedingt einhalten sollten. Wenn Sie Ihren Schritt und persönlichen Rhythmus gefunden haben, macht es Ihnen vielleicht Spaß, die angegebene Mindestzeit etwas zu über»schreiten«. Falls Sie sich gut dabei fühlen, hängen Sie ein paar Minuten an und dehnen oder

strecken Sie sich zusätzlich vor dem Aufhören. Ihr Walking-
Tagebuch ermöglicht es Ihnen, jeden Tag Ihre tatsächliche
Gehzeit mit der geplanten Zeit zu vergleichen. Sie können auch
die Streckenlänge, die Gehgeschwindigkeit sowie irgendwel-
che Informationen über die Strecke (ob sie flach ist, bergauf
geht, über unebenen Boden führt) eintragen. Nach Ablauf
jeder Woche können Sie Ihre Gesamtzeit ausrechnen und die·
tatsächliche Gehzeit mit der geplanten vergleichen, um Ihre
Fortschritte zu messen. Natürlich bleibt es Ihnen unbenom-
men, auch nach den dreißig Tagen damit fortzufahren.

Bitte sehen Sie das Führen Ihres Walking-Tagebuchs nicht
als lästige Pflicht an, derer Sie sich jeden Tag entledigen müssen. Behandeln Sie es sorgfältig. Genau definierte Ziele werden Ihnen die gewünschten Ergebnisse bringen. Und bedenken Sie: Wenn Sie nicht wissen, wohin Sie gehen wollen, wie
sollen Sie dann wissen, wann Sie dort angekommen sind?

1. WOCHE

1. Tag Beginnen Sie, indem Sie auf der zuvor gemessenen
Strecke zwanzig Minuten lang aerob (5,6 bis 6,4
Stundenkilometer) walken. Gehen Sie in flottem
Tempo los, mit dem längsten Schritt, den Sie noch als
angenehm empfinden, und lassen Sie die Arme ganz
natürlich in Gegenrichtung zu Ihren Beinen schwingen. Denken Sie daran, während des Walkens in Ab-
ständen Ihren Puls zu messen, um sicherzustellen,
daß Sie innerhalb Ihres aeroben Bereichs gehen.

2. Tag Walken Sie zwanzig Minuten lang in gemäßigtem
Tempo und genießen Sie einfach die Freude, die das
Gehen bereitet. Während der ersten drei Wochen
wird an den ersten vier Wochentagen aerobes Walk-

ing mit gemäßigtem Gehen abwechseln und anschließend ein Ruhetag folgen. Dies hilft Ihnen, regelmäßiges Walking zur Gewohnheit zu machen, ohne daß Sie anfangs zu großes Augenmerk auf Ergebnisse legen.

3. Tag Walken Sie zwanzig Minuten lang aerob. Konzentrieren Sie sich darauf, Ihren Schritt zu finden und einen guten Rhythmus zu entwickeln.

4. Tag Gehen Sie zwanzig Minuten lang in gemäßigtem Tempo. Sie beginnen die psychischen sowie die aeroben Wohltaten regelmäßigen Gehens zu spüren. Und Sie können es von nun an kaum erwarten, jeden Tag losgehen zu dürfen.

5. Tag Ruhetag.

6. Tag Walken Sie zwanzig Minuten lang aerob. Wie bereits betont, sind die angegebenen Zeiten Mindestzeiten. Wochenenden eignen sich gut dazu, ein paar Kilometer mehr »draufzupacken« und Ihre vermessene Strecke zu verlassen – beispielsweise ins freie Land hinauszugehen.

7. Tag Wiederholen Sie den 6. Tag. Am Ende der ersten Woche werden Sie eine solide Grundlage haben, auf der Sie in den folgenden Wochen aufbauen können. Sie fühlen sich bereits fitter und gesünder, und Sie stellen fest, daß sich Ihr Übergewicht um die ersten Pfunde verringert hat.

		Geplante Zeit (Min.)	Gehzeit (Min.)	Strecken-länge in km	Geschwin-digkeit in km/h	Strecke/Kommentar
1. Tag	vormittags					
	nachmittags					
2. Tag	vormittags					
	nachmittags					
3. Tag	vormittags					
	nachmittags					
4. Tag	vormittags					
	nachmittags					

		Geplante Zeit (Min.)	Gehzeit (Min.)	Streckenlänge in km	Geschwindigkeit in km/h	Strecke/ Kommentar
5. Tag	vormittags					
	nachmittags					
6. Tag	vormittags					
	nachmittags					
7. Tag	vormittags					
	nachmittags					
Woche insgesamt					Ø-Tempo	

2. WOCHE

8. Tag Sie verzeichnen jetzt die ersten Fortschritte und können Ihre Walking-Zeit jeden Tag um zehn Minuten steigern. Wichtig dabei ist, daß Sie sich zunächst auf die Zeit und erst dann auf die Geschwindigkeit konzentrieren. Gehen Sie also dreißig Minuten lang in gemäßigtem Tempo und strecken Sie sich unterwegs behutsam.

9. Tag Walken Sie dreißig Minuten lang aerob. Normalerweise vergehen bei jedem flotten Tempo zehn Minuten, bevor man den Rhythmus findet und ein aerobes Gefühl bekommt. Erhöht man also die Gehzeit von zwanzig auf dreißig Minuten, verdoppelt man effektiv den aeroben Nutzen und Gewinn.

10. Tag Gehen Sie dreißig Minuten lang in gemäßigtem Tempo. Versuchen Sie, am frühen Abend zu walken, um sich nach einem harten Arbeitstag vom Streß zu befreien. Empfinden Sie ganz bewußt den Rhythmus in Ihren Füßen, Unter- und Oberschenkeln, Armen und Schultern. Entspannen Sie sich – und gehen Sie im natürlichen Fluß.

11. Tag Walken Sie dreißig Minuten lang aerob. Denken Sie an die Kalorien, die Sie verbrennen: 200 in jeder halben Walkingstunde!

12. Tag Ruhetag.

13. Tag Walken Sie dreißig Minuten lang aerob. Machen Sie sich bewußt, daß Sie nicht nur beim Gehen Kalorien verbrennen, sondern daß Ihr gesteigerter Stoffwechsel weiterhin Kalorien verbrennt, wenn Sie das Walken beendet haben.

14. Tag Wiederholen Sie den 13. Tag.

	Geplante Zeit (Min.)	Gehzeit (Min.)	Strecken-länge in km	Geschwin-digkeit in km/h	Strecke/ Kommentar
8. Tag vormittags					
8. Tag nachmittags					
9. Tag vormittags					
9. Tag nachmittags					
10. Tag vormittags					
10. Tag nachmittags					
11. Tag vormittags					
11. Tag nachmittags					

		Geplante Zeit (Min.)	Gehzeit (Min.)	Streckenlänge in km	Geschwindigkeit in km/h	Strecke/ Kommentar
12. Tag	vormittags					
	nachmittags					
13. Tag	vormittags					
	nachmittags					
14. Tag	vormittags					
	nachmittags					
Woche insgesamt					Ø-Tempo	

3. WOCHE

15. Tag Die sich auswirkenden positiven Begleiterscheinungen regelmäßigen Walkings werden nun zunehmend sichtbar; Sie sind auf dem bestem Weg zu einem gesünderen, schlankeren Ich. Jetzt können Sie Ihre Walking-Zeit von dreißig auf fünfundvierzig Minuten am Tag steigern: Gehen Sie fünfundvierzig Minuten lang in gemäßigtem Tempo. Nehmen Sie Ihren Ehepartner, einen Freund, eine Freundin oder die Kinder mit.

16. Tag Walken Sie fünfundvierzig Minuten lang aerob. Teilen Sie, wenn Sie wollen, Ihre Walking-Zeit auf den Vormittag und den Nachmittag auf. Nun können Sie auch riskieren, Ihre vermessene Strecke zu verlassen und nach weiteren Wegen auszuschauen, auf denen sich die zusätzlichen Kilometer zurücklegen lassen. Versuchen Sie beispielsweise, zu den Geschäften zu walken statt zu fahren; parken Sie Ihren Wagen in einiger Entfernung von Ihrer Arbeitsstelle und gehen Sie den Rest zu Fuß. Steigen Sie eine oder zwei Stationen vor Ihrem eigentlichen Ziel aus dem Bus oder der Bahn aus und bewältigen Sie das restliche Stück zu Fuß.

17. Tag Gehen Sie fünfundvierzig Minuten lang in gemäßigtem Tempo. Denken Sie an jene Walking-Gelegenheiten, die sich täglich bieten, wenn man auf die bequemeren Autos, Busse, Taxis und Bahnen verzichtet. Die Kilometer summieren sich.

18. Tag Walken Sie fünfundvierzig Minuten lang aerob. Wir erwähnten bereits, daß Sie in Ihrem Walking-Tagebuch schriftlich die Streckenbedingungen festhalten sollten. Das ist wichtig, denn Bergaufgehen erfordert mehr Energie als Gehen in der Ebene. Es ist ein gewaltiger Kalorienverzehrer (bis zu 600 Kalorien in der Stunde). Sogar Gehen auf unebenen oder ungeteerten Wegen »schluckt« mehr Kalorien. Wählen Sie anfangs kleine Anhöhen.

19. Tag Ruhetag.

20. Tag Walken Sie fünfundvierzig Minuten lang aerob. Versuchen Sie während des Walkings die Energie-Atmung: Atmen Sie durch die Nase ein und zählen Sie dabei von eins bis acht; atmen Sie dann durch den Mund aus, wobei Sie wiederum von eins bis acht zählen.

21. Tag Wiederholen Sie den 20. Tag.

		Geplante Zeit (Min.)	Gehzeit (Min.)	Strecken-länge in km	Geschwin-digkeit in km/h	Strecke/ Kommentar
15. Tag	vormittags					
	nachmittags					
16. Tag	vormittags					
	nachmittags					
17. Tag	vormittags					
	nachmittags					
18. Tag	vormittags					
	nachmittags					

		Geplante Zeit (Min.)	Gehzeit (Min.)	Streckenlänge in km	Geschwindigkeit in km/h	Strecke/ Kommentar
19. Tag	vormittags					
	nachmittags					
20. Tag	vormittags					
	nachmittags					
21. Tag	vormittags					
	nachmittags					
Woche insgesamt					Ø-Tempo	

4. WOCHE

22. Tag Nur noch neun Tage! Gehen Sie heute fünfundvierzig Minuten lang in gemäßigtem Tempo. Variieren Sie Ihr Walking, indem Sie morgens, zur Mittagszeit, am Spätnachmittag oder gegen Abend losgehen. Versuchen Sie, statt eine Kaffeepause zu machen, die Beine zu bewegen. Die Kilometerzahl wächst.

23. Tag Walken Sie fünfundvierzig Minuten lang aerob. In der vergangenen Woche sind Sie aufgrund des Walkings täglich mindestens 300 Kalorien losgeworden, und Ihr gesteigerter Stoffwechsel hat nach dem Ende der Trainingseinheit ein paar hundert zusätzliche Kalorien verbrannt. Hinzu kommen noch die Kalorien, die Sie dank der fettarmen Rezepte der Walking-Diät verlieren.

24. Tag Walken Sie fünfundvierzig Minuten lang aerob. Betrachten Sie die Welt aus einem Gehtempo von etwa 6,4 Stundenkilometern; dafür ist Ihr Körper bestimmt.

25. Tag Wiederholen Sie den 24. Tag. Schärfen Sie Ihr Bewußtsein: Genießen Sie die Anblicke, die sich bieten, und die Geräusche oder Töne rundum. Walken Sie, um aus dem gewohnheitsmäßigen Trott und aus der Routine des normalen Alltagslebens auszubrechen.

26. Tag Ruhetag.

27. Tag Walken Sie fünfundvierzig Minuten lang aerob. Versuchen Sie inneres Walking und Walking-Meditation (siehe Kapitel 7). Erkennen Sie, wer Sie sind. Walken Sie nicht nur aus gesundheitlich-körperlichen Gründen, sondern auch wegen der inneren Gewinne.

28. Tag Wiederholen Sie den 27. Tag.

29. Tag Fast am Ziel! Nur noch zwei Tage liegen vor Ihnen.

Walken Sie heute fünfundvierzig Minuten lang aerob. Nach vier Wochen aeroben Trainings haben Sie
ein solides Fundament für lebenslange Gesundheit
und Fitneß geschaffen.

30. Tag Der Schlußtag: Walken Sie fünfundvierzig Minuten
lang aerob. Spüren Sie den Wind in Ihrem Haar und
empfinden Sie die Befriedigung, eine Aufgabe gut
erledigt zu haben. Während der vergangenen dreißig
Tage ist Ihr Körper so trainiert worden, daß er nach
bestem Vermögen arbeitet. Jetzt können Sie sich ein
Bild davon machen, was sich erreichen läßt, wenn
Sie sich an die Rezepte der Walking-Diät halten und
aerob walken. Hören Sie nun nicht auf!

		Geplante Zeit (Min.)	Gehzeit (Min.)	Streckenlänge in km	Geschwindigkeit in km/h	Strecke/ Kommentar
22. Tag	vormittags					
	nachmittags					
23. Tag	vormittags					
	nachmittags					
24. Tag	vormittags					
	nachmittags					
25. Tag	vormittags					
	nachmittags					

		Geplante Zeit (Min.)	Gehzeit (Min.)	Streckenlänge in km	Geschwindigkeit in km/h	Strecke/ Kommentar
26. Tag	vormittags					
	nachmittags					
27. Tag	vormittags					
	nachmittags					
28. Tag	vormittags					
	nachmittags					
Woche insgesamt					Ø-Tempo	

		Geplante Zeit (Min.)	Gehzeit (Min.)	Strecken-länge in km	Geschwin-digkeit in km/h	Strecke/ Kommentar
29. Tag	vormittags					
	nachmittags					
30. Tag	vormittags					
	nachmittags					
Monat insgesamt					Ø-Tempo	

Es kann sein, daß Sie länger als dreißig Tage brauchen, um Ihr Ziel- oder Wunschgewicht zu erreichen. Die Zeitdauer hängt davon ab, wieviel Sie abnehmen wollen oder müssen. Doch wenn Sie erst einmal soweit sind, werden Sie feststellen, daß Sie das aerobe Walking im Rahmen eines Dauerprogramms anwenden können, auf dessen Basis Sie Ihr Zielgewicht behalten. In Zukunft werden Sie Ihren Körper unter Kontrolle haben.

Natürlich wollen Sie in der Folgezeit bestimmt die erlangte Gesundheit, Fitneß und Schlankheit bewahren. Zu diesem Zweck sollten Sie weiterhin jede Woche an vier Tagen aerob walken – und weiterhin die fettarme Walking-Diät einhalten. Wenn Sie wollen, können Sie ja die Rezepte Ihren persönlichen Eßgewohnheiten anpassen.

Gelegentlich schlägt jeder beim Essen über die Stränge, besonders an Weihnachten und anderen Feiertagen oder im Urlaub. Doch wenn Ihnen das aerobe Walking zu einer genußvollen Gewohnheit geworden ist, werden Sie feststellen, daß sich überschüssige Pfunde jederzeit wegwalken lassen, sollte es nötig sein. Sie befolgen weiterhin die Walking-Diät, machen sich auf die Beine und walken die erforderlichen aeroben Kilometer, bis der Zeiger der Waage sich wieder auf dem richtigen Punkt einpendelt.

DRITTES KAPITEL

Die Walking-Diät

> »Kannst du ein bißchen schneller gehen?«
> sagte ein Weißfisch zu einer Schnecke.
>
> LEWIS CAROLL

Die Rezepte der Walking-Diät sind einfach und lassen sich rasch verwirklichen, so daß auch vielbeschäftigte Menschen die Möglichkeit haben, appetitanregende Speisen aufzutischen, die gut schmecken, reich an wichtigen Nährstoffen und gleichzeitig fettarm sind.

Nachdem wir dazu übergegangen sind, viel frisches Obst und Gemüse, Fisch, weißes Fleisch und fettarme Alternativen zu Molkereiprodukten zu kaufen, müssen wir interessante Gerichte zubereiten und sie auch attraktiv servieren. Das ist nicht schwer, auch nicht für unerfahrene Köchinnen oder Köche. Unsere Rezepte sind sehr variabel: Bei vielen können Sie den angegebenen Fisch oder das vorgeschlagene Fleisch durch etwas anderes ersetzen und ein ebenso schmackhaftes Gericht herstellen. Ein Schwertfischpilaki beispielsweise ist genausogut mit Heilbutt oder Kabeljau möglich, und Thunfisch-Tortiglioni lassen sich auch mit jedem anderen Fisch und sogar mit kleingeschnittenem Schinken machen. Verwenden Sie für Ihren Pastete geräucherte Makrele, geräu-

Tag	Leichte Mahlzeit	Hauptmahlzeit
1	Griechischer Salat	Lachsrisotto
2	Salat aus geräucherter Makrele und roten Bohnen	Aubergine à l'Italienne
3	Schinkenstreifen und Trauben in Pittabrot oder als Sandwich	Spaghetti alle Vongole
4	Salat von Brunnenkresse und Kiwis	Tortilla
5	Gefüllte Paprikaschoten	Hähnchen auf indische Art
6	Pellkartoffeln mit Chili-bohnen	Schwertfisch-Pilaki
7	Nizzasalat	Provenzalisches Putenfilet
8	Kartoffel-Hering-Salat	Pilze auf griechische Art
9	Rote-Bete-Salat mit Chicorée	Bandnudeln mit Schinken
10	Salat von Zuckermais und roter Paprikaschote	Makrele in Orangendressing
11	Waldorf-Pitta oder -Sandwich	Lauchauflauf
12	Nudelsalat	Chinesisches Schweinefilet mit Garnelen und Sellerie
13	Pellkartoffeln mit Hütten-käse und Kiwi	Gebackener Mönchsfisch
14	Salat von Fenchel und geräucherter Forelle	Hähnchen Lombattini
15	Linsen-Tomaten-Salat	Tagliatelle mit Garnelen

Tag	Leichte Mahlzeit	Hauptmahlzeit
16	Reis mit Zucchini und Pilzen	Ungarisches Gulasch
17	Lachs und Apfel mit Mayonnaise	Pilzrisotto
18	Tabbouleh	Sardinen auf provenzialische Art
19	Pitta/Sandwich mit Chicorée, Orange und Gurke	Jambalaya
20	Pellkartoffeln mit Hering	Mittelmeergemüse
21	Sojabohnen-Kasserolle	Wildbret mit schwarzen Kirschen
22	Feta-Schinkenspeck-Salat	Fenchel auf provenzalische Art
23	Salat von Zuckererbsen, Tomaten und Cashewnüssen	Saumon aux Epinards
24	Puffbohnen und Schinken mit Mayonnaise	Lamm-Kebabs
25	Salat von Spinat, Hüttenkäse und Birnen	Thunfisch-Tortiglioni
26	Pitta/Sandwich mit Krebs und Brunnenkresse	Auberginen-Zucchini-Kebabs
27	Pellkartoffeln mit Thunfischmayonnaise	Paella von Hähnchen und Meeresfrüchten
28	Marinierte Heringe	Rindfleisch mexikanisch
29	Paprikaschoten-Nudel-Salat	Zuckermaisauflauf
30	Garnelenreis in Muschelschalen	Hähnchenfilets in Minzemarinade

cherte Forelle oder Kipper (vor dem Räuchern ausgenomme-
ner Hering) statt geräuchertem Lachs, und nehmen Sie für
Ihre Kebabs beliebige andere Gemüse.

Prüfen Sie beim Einkaufen die Lebensmittel auf ihre opti-
male Qualität. Viele der berühmten Meisterköche stellen ihre
Menüs erst zusammen, nachdem sie selbst auf dem Markt die
frischesten Zutaten ausgewählt haben.

Falls es für Sie bequemer ist, die Gerichte des Tages 5 auf
den Tag 3 vorzuverlegen, dann tun Sie es; achten Sie aber
darauf, daß Sie im Lauf der Woche die empfohlenen ausge-
wogenen Mengen an Fleisch, Fisch, Gemüse und Obst zu
sich nehmen. Manche essen die Hauptmahlzeit lieber mittags
und die leichte abends, bei anderen ist es genau umgekehrt.
Passen Sie also die Ernährung Ihrem Lebensstil, Ihrer persönlichen Diaita, an.

Unsere Diät ist für den Beginn an einem Montag angelegt,
die etwas aufwendigeren Gerichte sind für die Wochenenden
vorgesehen. Wenn Sie aber an einem anderen Tag anfangen
möchten, macht das gar nichts! Ändern Sie dann einfach die
wöchentliche Reihenfolge der Gerichte, falls Ihnen danach ist.

Eingedenk der Tatsache, daß viele Menschen mittags an
ihrem Arbeitsplatz essen, sind die meisten leichten Gerichte
so gehalten, daß sie in einem Behälter zur Arbeit mitgenom-
men oder als etwas sättigendere Mahlzeit in ein Pittabrot
oder ein anderes Fladenbrot gegeben werden können.

Fügen Sie den Gerichten ganz nach Ihrem Geschmack ruhig mehr Gewürze, Kräuter oder Knoblauch bei. Wandeln
Sie einige Ihrer Lieblingsrezepte zu fettarmen Versionen ab,
indem Sie die Methoden berücksichtigen, die in den nachstehenden Rezepten empfohlen werden; kochen Sie also beispielsweise Zwiebeln in Wasser oder gehackten Tomaten,
statt sie zu rösten.

Jede Mahlzeit sollte für alle ein Genuß sein. Heutzutage essen zu viele Menschen während des Fernsehens und merken dabei kaum, was oder welche Menge sie verspeisen. Um wieviel schöner ist es doch, wenn man sich im Kreis der Familie, von Freunden oder auch allein an einen schön gedeckten Tisch setzen kann!

Am Schluß dieses Kapitels werden einige Empfehlungen für das Essen in Restaurants und die Bewirtung von Gästen gegeben. Kommen Freunde oder Kollegen zu einem Essen, serviert man gern drei Gänge. Das muß aber nicht jeden Tag der Fall sein. Wenn Sie allein oder mit Ihrer Familie essen, können Sie Crudités (rohe Gemüse) auftischen, die Sie mit Zitronensaft beträufelt haben oder zu denen Sie etwas kalorienreduzierte Mayonnaise als Dip reichen. Dünne Streifen von Möhren, Sellerie, Gurke und Paprikaschoten, Blumenkohlröschen und Chicoréeblätter enthalten ausgezeichnete Nährstoffe, sehen appetitanregend aus und schmecken gut. Machen Sie es sich zur Regel, frisches Obst oder Joghurt als Nachtisch zu essen. Nutzen Sie das vielfältige Angebot an Obst, das es heute in den Geschäften gibt. Und wie auch immer die Umstände sein mögen: Präsentieren Sie die Gerichte auf attraktive Weise.

Rezepte

Die Mengenangaben der Rezepte auf den folgenden Seiten sind für zwei Personen vorgesehen. Halbieren oder multiplizieren Sie die Mengen einfach nach Bedarf.

1. Tag	GRIECHISCHER SALAT

Knackige Salatblätter (Eis- oder Kopfsalat)
1 Fleischtomate, in Stücke geschnitten
Gurke, in Stücke oder nicht zu dünne Scheiben geschnitten
rohe Zwiebelringe (nach Möglichkeit eine halbe Stunde in
    kaltem Wasser eingeweicht)
75 g Fetakäse
8 schwarze Oliven
2 Zitronenschnitze
frischgepreßter Zitronensaft
Pfeffer aus der Mühle

Ordnen Sie den Salat auf Tellern oder einer Platte an, beträufeln Sie ihn mit etwas frischgepreßtem Zitronensaft und bestreuen Sie ihn mit Pfeffer aus der Mühle. Mit Zitronenschnitzen garnieren und mit Pittabrot servieren.

LACHSRISOTTO

150 g frischer Lachs ohne Gräten
1 mittlere Zwiebel, gehackt
$^1/_2$ Fenchel, gehackt
1 kleine Dose Zuckermais, abgetropft
100 g gefrorene Erbsen
300 ml Fischbrühe
75 ml Weißwein
75 ml Wasser
3 ml ($^1/_2$ TL) Nam-Pla-Fischsoße (erhältlich in Geschäften,
    die orientalische Delikatessen führen)
Pfeffer aus der Mühle

Salz
100 g Risottoreis
5 ml (1 TL) Sonnenblumenöl
2 Limetten- oder Zitronenschnitze

Lassen Sie den Lachs in dem Weißwein und dem Wasser
5 Minuten ziehen. Nehmen Sie ihn heraus. Kochen Sie den
Fenchel, die Zwiebeln und die Erbsen 10 Minuten auf kleiner
Flamme vorsichtig in dem Sud und geben Sie dann alles zu
dem Lachs. Heben Sie den Sud auf. Fügen Sie dem Sud die
Fischbrühe zu und halten Sie das Ganze warm. Erhitzen Sie
in einer anderen Pfanne das Sonnenblumenöl. Geben Sie den
Risottoreis hinzu, und rösten Sie ihn unter ständigem Rühren
2 bis 3 Minuten an. Gießen Sie 150 ml der Brühe zu dem Reis
und lassen Sie ihn unter gelegentlichem Umrühren köcheln,
bis die Flüssigkeit aufgesogen ist. Geben Sie weitere 100 ml
Brühe hinzu und wiederholen Sie den Vorgang. Gießen Sie
schließlich den Rest der Brühe in die Pfanne und würzen Sie
mit Salz und Pfeffer. Sollte der Reis noch immer nicht gar
sein, füllen Sie etwas Wasser nach. Rühren Sie die Nam-Pla-
Fischsoße ein, heben Sie Mais, Erbsen, Fenchel sowie Zwiebel unter und zum Schluß, kurz vor dem Servieren, den
Lachs. Garnieren Sie mit Limetten- oder Zitronenschnitzen.

| 2. Tag | SALAT AUS GERÄUCHERTER MAKRELE UND ROTEN BOHNEN |

1 große geräucherte Makrele, gehäutet und zerpflückt
1 kleine Dose rote Bohnen, abgetropft
1 kleine Zwiebel, fein gehackt
Zitronensaft

Pfeffer aus der Mühle
4 Chicoréeblätter

Mischen Sie die geräucherte Makrele, die Bohnen und die Zwiebel. Pressen Sie etwas Zitronensaft darüber und würzen Sie mit Pfeffer aus der Mühle. Garnieren Sie mit den in Ringe geschnittenen Chicoréeblättern und servieren Sie das Ganze mit einer Scheibe frischem Vollkornbrot.

AUBERGINE À L'ITALIENNE

---

1 große Aubergine
1 mittlere Zwiebel
1 kleine Dose Tomaten oder die entsprechende Menge frische
   Tomaten
1 mittelgroße rote Paprikaschote
100 g Pilze
1 Mozzarellakäse
10 g (2 TL) geriebener Parmesankäse
10 g (2 TL) frisches gehacktes Basilikum
   oder 5 g (1 TL) getrocknete Kräutermischung
1 Knoblauchzehe, gehackt
5 ml (1 TL) Nam-Pla-Fischsoße
Pfeffer aus der Mühle, Salz

Schneiden Sie die Aubergine in knapp 1 cm dicke Scheiben und hacken Sie die Zwiebel. Zusammen in kochendem Salzwasser 10 Minuten garen. Abtropfen lassen und in einer feuerfesten Form anordnen. Schneiden Sie die rote Paprikaschote und die Pilze und schichten Sie alles auf die Aubergine. Den Inhalt der Tomatendose über das Gemüse gießen. Mit

dem Knoblauch, den Kräutern, der Nam-Pla-Fischsoße, Salz
und Pfeffer würzen. Den Mozzarella in eher dünne Scheiben
schneiden und auf dem Gemüse anordnen. Den Parmesan
darüberstreuen. Im vorgeheizten Ofen, Gas Stufe 6 (200 °C),
30 Minuten backen, zuletzt unter dem heißen Grill gold-
braun werden lassen. Servieren Sie das Gericht mit Schrot-
oder Grahambrot.

3. Tag SCHINKENSTREIFEN UND TRAUBEN
IN PITTABROT ODER ALS SANDWICH

75 g magerer gekochter Schinken,
   in schmale Streifen geschnitten
75 g Trauben, halbiert und entkernt
6 Kapern, gehackt
10 ml (2 TL) kalorienreduzierte Mayonnaise
Pfeffer aus der Mühle

Mischen Sie alle Zutaten und geben Sie sie in ein Vollkorn-
Pittabrot oder auf eine Scheibe frisches Vollkornbrot.

SPAGHETTI ALLE VONGOLE

1 Dose Babymuscheln
1 mittlere Zwiebel, gehackt
100 g tiefgekühlte Erbsen
50 g Pilze, gescheibelt
1 Dose gehackte Tomaten
1 Knoblauchzehe, gehackt
5 ml (1 TL) gehackte frische Petersilie
   oder 3 ml ($^1/_2$ TL) getrocknete gemischte Kräuter

5 ml (1 TL) Tomatenmark
75 ml Weißwein oder Wasser
5 ml (1 TL) Nam-Pla-Fischsoße
Pfeffer aus der Mühle
Salz
Spaghetti (Vollkorn), nach Anweisung gekocht
2 Zitronenschnitze

Kochen Sie Zwiebel, Knoblauch und Erbsen 10 Minuten in den Tomaten. Geben Sie die Pilze, die Kräuter, das Tomatenmark, Wein oder Wasser, die Fischsoße sowie Salz und Pfeffer dazu. Heben Sie zuletzt die Muscheln unter. Servieren Sie die Spaghetti mit der darübergezogenen Muschelsoße, als Garnitur zwei Zitronenschnitze dazulegen.

**4. Tag   SALAT VON BRUNNENKRESSE
            UND KIWIS**

Brunnenkresse
2 Kiwis, geschält und in Stücke geschnitten
1 Gurke, in kleine Stücke geschnitten
6 Radieschen, gescheibelt
6 Cashewnüsse, gehackt
5 ml (1 TL) kalorienreduzierte Mayonnaise
10 ml (2 TL) fettarmer Naturjoghurt
schwarzer Pfeffer aus der Mühle

Mischen Sie die Salatzutaten. Verrühren Sie die Mayonnaise mit dem Joghurt. Unter den Salat mischen. Mit den gehackten Nüssen bestreuen und darüber etwas schwarzen Pfeffer mahlen.

TORTILLA

1 mittlere Zwiebel
1 rote Paprikaschote
2 mittelgroße Kartoffeln, geschält, in knapp 1 cm dicke
   Scheiben geschnitten und gekocht
3 ml (^{1}/$_2$ TL) getrocknete gemischte Kräuter
5 ml (1 TL) Sonnenblumenöl
3 Eier
Pfeffer aus der Mühle, Salz

Rösten Sie die gehackte Zwiebel und die kleingeschnittene Paprikaschote in dem Sonnenblumenöl, und zwar in einer Pfanne mit Antihaftbeschichtung. Geben Sie die gekochten Kartoffelscheiben und die Kräuter hinzu. Schlagen Sie die Eier mit etwas Wasser, Salz und Pfeffer und gießen Sie sie über das Gemüse. Lassen Sie die Tortilla auf dem Herd, bis die Eier gestockt sind. Mit grünem Salat servieren.

5. Tag   GEFÜLLTE PAPRIKASCHOTEN

1 mittelgroße grüne Paprikaschote
1 mittelgroße rote Paprikaschote
   (längs halbiert und entkernt)
1 mittlere Zwiebel, gehackt
1 Knoblauchzehe, gehackt
75 g brauner Reis, gekocht
1 kleine Dose Tomaten
5 ml (1 TL) gehackter frischer Rosmarin
   oder 3 ml (^{1}/$_2$ TL) getrocknete Kräutermischung
schwarzer Pfeffer aus der Mühle

Zwiebel und Knoblauch in den mit Kräutern und Pfeffer
gewürzten Tomaten auf kleiner Flamme garen, aus der Flüssigkeit nehmen und mit dem Reis mischen. Die Paprikaschoten damit füllen und in eine feuerfeste Form geben. Füllen Sie
die Kochflüssigkeit mit Wasser zu 250 ml auf, und gießen Sie
sie über die Paprikaschoten. Die Form zudecken und das
Gericht im vorgeheizten Ofen, Gas Stufe 5 (190 °C), 30 Minuten backen.

HÄHNCHEN
AUF INDISCHE ART

2 Hähnchenbrustfilets
1 mittlere Zwiebel
100 g Pilze, gehackt
50 g geriebene Mandeln
125 g fettarmer Naturjoghurt
10 ml (2 TL) gemahlener Koriander
5 ml (1 TL) gemahlener Kümmel
3 ml (1/2 TL) Paprikapulver, scharf
10 ml Zitronensaft
Pfeffer aus der Mühle
Salz
geröstete Mandeln

Schneiden Sie das Hähnchenfleisch in mundgerechte Stücke
und hacken Sie die Zwiebel. Beides in Wasser 20 Minuten
köcheln lassen. Alle anderen Zutaten außer dem Joghurt und
den gerösteten Mandeln hinzugeben. Sorgfältig umrühren
und weitere 10 Minuten garen. Lassen Sie die Flüssigkeit
einkochen, wenn nötig. Den Joghurt hinzufügen und das

Hähnchen mit den gerösteten Mandeln garnieren. Mit braunem Reis servieren.

---

6. Tag   PELLKARTOFFELN
            MIT CHILIBOHNEN

---

2 große mehlige Kartoffeln
1 große Dose rote Bohnen
10 ml (2 TL) Tomatenmark
Chilisoße
Zitronensaft

Backen Sie die Kartoffeln. Erhitzen Sie die Bohnen in dem mit Chilisoße und Zitronensaft verrührten Tomatenmark. Öffnen Sie die Pellkartoffeln der Länge nach und häufen Sie darauf die Chilibohnen.

SCHWERTFISCH-PILAKI

---

125 g Schwertfisch (oder wahlweise anderer Fisch mit
    weißem Fleisch), gehäutet
1 kleine Zwiebel, gehackt
1 Knoblauchzehe, gehackt
1 kleines Sträußchen Sellerieblätter, gehackt
150 g Tomaten, gehäutet und gehackt
15 ml (1 EL) Zitronensaft
15 ml (1 EL) gehackte frische Petersilie
Pfeffer aus der Mühle
Salz
125 ml Fischbrühe
4 grüne Oliven, gehackt

Die Zwiebel, den Knoblauch, die Sellerieblätter und die Tomaten in der Fischbrühe 10 Minuten köcheln lassen, dann
den Schwertfisch (beziehungsweise anderen Fisch) beigeben.
Weitere 10 Minuten auf kleiner Flamme kochen, anschließend den Fisch in mundgerechte Stücke zerteilen. Die Flüssigkeit einkochen lassen. Zitronensaft und Petersilie unterrühren, mit Salz und Pfeffer würzen. Zum Schluß das Gericht mit den gehackten grünen Oliven garnieren. Servieren
Sie braunen Reis und Tomatensalat mit Zwiebeln dazu.

---

7. Tag   NIZZASALAT

---

1 Dose Thunfisch in Salzlake, abgetropft
1 Dose Anchovisfilets, zur Minderung des Salzgehalts
   in Milch eingeweicht
1 hartgekochtes Ei, geviertelt
8 grüne oder schwarze Oliven
Brunnenkresse oder wahlweise anderes Salatblatt
1 Fleischtomate
1 kleine grüne Paprikaschote
1 kleine Zwiebel
1 Knoblauchzehe
10 ml (2 TL) Zitronensaft
5 ml (1 TL) Olivenöl
schwarzer Pfeffer aus der Mühle

Die vorbereiteten Salatzutaten mit dem zerzupften Thunfisch vermischen. Das Dressing aus Zitronensaft und Olivenöl darübergießen. Dekorieren Sie den Salat mit den Anchovisfilets, den Oliven und den Zitronenvierteln und würzen
Sie mit etwas schwarzem Pfeffer.

PROVENZALISCHES PUTENFILET

2 Putenbrustfilets
1 kleine Dose Tomaten oder entsprechende Menge frische
  Tomaten, abgezogen
1 mittlere Zwiebel
100 g Zucchini
50 g Pilze
1 grüne oder rote Paprikaschote
50 g schwarze Oliven
1 Knoblauchzehe
1 Gewürzsträußchen
  oder 3 ml ($^1/_2$ TL) getrocknete gemischte Kräuter
Pfeffer aus der Mühle
Salz

Das Gericht kann in einer großen Pfanne auf dem Herd oder in einer Kasserolle im Rohr zubereitet werden.

Schneiden Sie die Gemüse klein. Geben Sie alle Zutaten außer den Pilzen, Paprikaschoten und Oliven in eine Pfanne oder Kasserolle. Auf dem Herd oder im vorgeheizten Backofen, Gas Stufe 6 (200 °C), 40 Minuten garen. Die restlichen Gemüse sowie die Gewürze beigeben und weitere 10 Minuten garen. Reichen Sie Bratkartoffeln mit Zwiebeln und feine Erbsen dazu.

8. Tag   KARTOFFEL-HERING-SALAT

2 große Kartoffeln
4 Heringsfilets
4 mittlere Essiggurken

10 ml kalorienreduzierte Mayonnaise
schwarzer Pfeffer aus der Mühle

Die Kartoffeln kochen. Nachdem sie abgekühlt sind, schälen, in kleine Stücke schneiden und mit der Mayonnaise vermischen. Die Heringsfilets und die Essiggurken ebenfalls in kleine Stücke schneiden und unter die Kartoffeln heben. Mahlen Sie zur Abrundung des Geschmacks etwas schwarzen Pfeffer über den Salat.

PILZE AUF GRIECHISCHE ART

300 g Pilze, gehackt
1 mittlere Zwiebel, gehackt
1 Knoblauchzehe, gehackt
2 mittelgroße Tomaten, gehackt
    oder 1 kleine Dose Tomaten
1 grüne Paprikaschote, gehackt
5 grüne Oliven, gehackt
5 ml (1 TL) gehackte frische Petersilie
    oder 3 ml ($^1/_2$ TL) getrocknete gemischte Kräuter
1 Lorbeerblatt
75 ml Wasser (entfällt bei Dosentomaten)
Pfeffer aus der Mühle
Salz

Kochen Sie Zwiebel, Knoblauch und Tomaten 10 Minuten in dem Wasser. Dann die restlichen Zutaten mit Ausnahme der Oliven hinzugeben und weitere 5 Minuten garen. Garnieren Sie das Gericht mit den gehackten Oliven und servieren Sie braunen Reis und grünen Salat dazu.

9. Tag ROTE-BETE-SALAT MIT CHICORÉE

4 große gekochte rote Bete
2 Chicorées
Zitronensaft
schwarzer Pfeffer aus der Mühle

Die rote Bete in kleine Stücke schneiden oder reiben. Die Chicorées in Ringe schneiden. Geben Sie die Rote Bete auf eine Platte und ordnen Sie den Chicorée rundherum an. Mit Zitronensaft beträufeln und etwas schwarzen Pfeffer auf den Salat mahlen.

BANDNUDELN MIT SCHINKEN

100 g Bandnudeln (oder wahlweise andere Pasta)
100 g gekochter Schinken, in Streifen geschnitten
100 g feine Erbsen
1 mittlere Zwiebel, gehackt
1 Knoblauchzehe, gehackt
2 mittlere Zucchini, in kleine Stücke geschnitten
75 g Pilze, gehackt
5 ml (1 TL) gehackter frischer Thymian
    oder 3 ml ($1/2$ TL) getrocknete Kräutermischung
ein Spritzer Tabasco oder Chilisoße
1 kleine Dose Tomaten
Pfeffer aus der Mühle
Salz

Kochen Sie die Nudeln nach Anweisung auf der Packung. Alle anderen Zutaten, ausgenommen den Schinken, 10 Minuten in den Tomaten kochen; etwas Wasser beigeben, falls nötig. Zum Schluß den Schinken kurz in der Soße erwärmen, dann die Nudeln unterrühren. Servieren Sie geriebenen Parmesan und grünen Salat dazu.

---

10. Tag SALAT VON ZUCKERMAIS
UND ROTER PAPRIKASCHOTE

---

1 große Dose Zuckermais
1 mittlere rote Paprikaschote
1 kleine Zwiebel
10 ml (2 TL) kalorienreduzierte Mayonnaise
Cayennepfeffer

Die Paprikaschote in kleine Stücke schneiden und die Zwiebel reiben. Alle Zutaten mischen. Bestäuben Sie den Salat mit Cayennepfeffer.

MAKRELE IN ORANGENDRESSING

---

2 Makrelen, ausgenommen
Saft von 2 Orangen
knapp 1,5 cm Ingwerwurzel, geschält und in schmale Streifen
  geschnitten
schwarzer Pfeffer aus der Mühle

Bereiten Sie aus jeder Makrele mit Orangensaft, Ingwer und schwarzem Pfeffer ein Folienpäckchen vor. Backen Sie die Päckchen im vorgeheizten Rohr, Gas Stufe 6 (200 °C), 20 Minuten lang. Servieren Sie braunen Reis und Chicorée-Orangen-Salat dazu.

11. Tag   WALDORF-PITTA
            ODER -SANDWICH

2 Stangen Sellerie
1 roter Apfel
1 grüner Apfel
10 ml (2 TL) gehackte Walnüsse
1 kleine Zwiebel
Zitronensaft
schwarzer Pfeffer aus der Mühle

Schneiden Sie den Sellerie und die Äpfel in kleine Stücke und reiben Sie die Zwiebel. Alle Zutaten mischen und in ein Vollkorn-Pittabrot oder auf eine Scheibe Vollkornbrot geben.

LAUCHAUFLAUF

500 g Lauch
1 mittlere Zwiebel, gehackt
2 Eier, hartgekocht
150 g fettarmer Cheddarkäse
300 ml abgerahmte Milch
15 g Maisstärke, mit etwas Wasser verrührt
Pfeffer aus der Mühle, Salz

Den Lauch und die Zwiebel in einem Dampfkochtopf 10 Minuten kochen, in eine feuerfeste Form geben, mit Eierscheiben belegen, salzen und pfeffern. Bereiten Sie aus der Milch und der Maisstärke eine weiße Soße und geben Sie den größten Teil des geriebenen Käses dazu. Die Soße über den Lauch und die Eierscheiben gießen und den restlichen Käse

darüberstreuen. Im vorgeheizten Ofen, Gas Stufe 5 (190 °C),
15 Minuten backen, zum Schluß im Grill bräunen. Servieren
Sie Pellkartoffeln und grünen Salat dazu.

---

12. Tag   NUDELSALAT

50 g gekochte Nudeln beliebiger Form
2 mittelgroße Tomaten, in kleine Stücke geschnitten
1 Essiggurke, in kleine Stücke geschnitten
8 Kapern
5 ml (1 TL) kalorienreduzierte Mayonnaise
10 ml (2 TL) fettarmer Naturjoghurt
1 Spritzer Sojasoße
schwarzer Pfeffer aus der Mühle
Zitronenschnitze

Alle Zutaten mischen, auf einer Platte anordnen und mit den
Zitronenschnitzen garnieren.

CHINESISCHES SCHWEINEFILET
MIT GARNELEN UND SELLERIE

---

100 g Schweinefilet
100 g Garnelen
2 Stangen Sellerie
1 mittlere Zwiebel
1 Knoblauchzehe
100 g Pilze
5 ml (1 TL) Sojasoße
5 ml (1 TL) Teriyakisoße
150 ml Wasser oder damit gemischter Wein

5 ml (1 TL) Zitronensaft
Pfeffer aus der Mühle, Salz
1 Handvoll Cashewnüsse zum Garnieren

Garen Sie das Schweinefilet mit dem Zitronensaft in Folie 25 Minuten lang im vorgeheizten Ofen, Gas Stufe 6 (200 °C). Schneiden Sie das Fleisch danach in Streifen und sammeln Sie den Saft. Köcheln Sie unterdessen in einem Wok oder einer großen Pfanne Sellerie, Zwiebel und Knoblauch (alles gehackt) 5 Minuten in dem Wasser/Wein. Die Pilze hinzufügen und weitere 5 Minuten köcheln. Die Soja- und die Teriyakisoße unterrühren, dann das Fleisch mit dem gesammelten Saft und die Garnelen beifügen. Salzen und pfeffern. Garnieren Sie das Gericht mit den Nüssen und servieren Sie Eiernudeln oder braunen Reis dazu.

| **13. Tag** | PELLKARTOFFELN MIT HÜTTENKÄSE UND KIWI |

2 große mehlige Kartoffeln
220 g fettarmer Hüttenkäse
2 Kiwi

Backen Sie die Kartoffeln und öffnen Sie sie der Länge nach. Häufen Sie den Käse auf die Kartoffeln und belegen Sie ihn mit Kiwischeiben.

GEBACKENER MÖNCHSFISCH

1 mittelgroßer Monkfish-(Mönchsfisch-)Schwanz
  (ersatzweise: Angelschellfisch-Schwanzstück, ca. 300 g)

300 ml Cidre
5 ml (1 TL) Sojasoße
5 ml (1 TL) gehackter frischer Dill
2 Dillzweige
75 ml kalorienreduzierte Sahne
Pfeffer aus der Mühle
Salz

Geben Sie den Fisch in eine feuerfeste Form. Den Cidre und die Sojasoße darübergießen; salzen und pfeffern. Mit Folie bedecken. Im vorgeheizten Ofen, Gas Stufe 5 (190 °C), 25 Minuten backen. Die Folie abnehmen und weitere 5 Minuten backen. Gießen Sie den Saft in eine Pfanne. Den Fisch warm halten. Kochen Sie den Sud auf 75 ml ein und rühren Sie dann den gehackten Dill sowie die frische Sahne unter. Das Fleisch des Fisches von den Gräten lösen und auf Tellern anordnen. Geben Sie die Soße mit einem Löffel auf die Teller und garnieren Sie mit den Dillzweigen. Als Beilage zu diesem Gericht eignen sich brauner Reis oder Pellkartoffeln und Blumenkohlröschen.

14. Tag   SALAT VON FENCHEL
                UND GERÄUCHERTER FORELLE

1/2 Fenchelknolle
1 geräuchertes Forellenfilet
Lollo rosso
    oder anderer Blattsalat
2 Limettenschnitze
10 ml (2 TL) kalorienreduzierte Mayonnaise
schwarzer Pfeffer aus der Mühle

Schneiden Sie den Fenchel in kleine Stücke und zerzupfen Sie das Forellenfilet. Mit der Mayonnaise mischen. Auf einzelnen Tellern anrichten, mit Lollo rosso und einem Limettenschnitz garnieren. Mahlen Sie etwas schwarzen Pfeffer über den Salat.

HÄHNCHEN LOMBATTINI

2 Hähnchenbrustfilets
50 g Pilze
5 ml (1 TL) Zitronensaft
1 Spritzer Tabasco oder Chilisoße
$^1/_2$ Glas Weißwein
5 ml (1 TL) gehacktes frisches Basilikum
  oder 3 ml ($^1/_2$ TL) getrocknete Kräutermischung
10 ml (2 TL) Olivenöl
Pfeffer aus der Mühle
Salz
2 Zitronenschnitze

Braten Sie die Hähnchenfilets 8 Minuten auf kleiner Flamme in dem Olivenöl. Geben Sie die Pilze dazu; gießen Sie den Wein, den Zitronensaft und die Chilisoße darüber. Mit den Kräutern, Salz und Pfeffer würzen; mit den Zitronenschnitzen garnieren. Reichen Sie neue Kartoffeln und Feuerbohnen dazu.

15. Tag   LINSEN-TOMATEN-SALAT

75 g Linsen, eingeweicht und nach Anweisung gekocht
2 mittelgroße Tomaten, in Scheiben geschnitten

1 kleine Zwiebel, gerieben oder in kleine Stücke geschnitten
3 ml (¹/₂ TL) Senf
Zitronensaft
schwarzer Pfeffer aus der Mühle

Mischen Sie die Linsen mit der Zwiebel und dem Senf. Auf eine Platte geben und die Tomaten darauf anordnen. Den Salat mit Zitronensaft beträufeln und mit schwarzem Pfeffer bestreuen.

TAGLIATELLE MIT GARNELEN

100 g Tagliatelle
150 g gekochte Garnelen
1 mittlere Zwiebel, gehackt
1 Knoblauchzehe, gehackt
75 g Pilze, gehackt
100 g Zuckermais
5 ml (1 TL) gehackter frischer Dill
    oder 3 ml (¹/₂ TL) getrocknete Kräutermischung
5 ml (1 TL) Nam-Pla-Fischsoße
150 ml fettarme Sahne
Pfeffer aus der Mühle
Salz

Die Tagliatelle nach Anweisung kochen. Die Zwiebeln und den Knoblauch in etwas Wasser 10 Minuten dünsten. Die Pilze, den Mais und den Dill dazugeben und weitere 5 Minuten dünsten. Die Flüssigkeit einkochen lassen, wenn nötig. Gießen Sie den Rahm in die Pfanne und geben Sie die Garnelen sowie die Fischsoße dazu. Salzen und pfeffern. Wenn die

Sahne und die Garnelen heiß genug sind, richten Sie die Tagliatelle auf einer Platte an und übergießen sie mit der Soße. Reichen Sie dazu Salat aus grüner Paprikaschote und Gurke.

16. Tag   REIS MIT ZUCCHINI UND PILZEN

2 mittelgroße Zucchini, in Scheiben geschnitten
100 g Pilze, gehackt
1 kleine Zwiebel, gehackt
75 g brauner Reis, gekocht
5 ml (1 TL) gehackte frische Petersilie
    oder 3 ml ($^1/_2$ TL) getrocknete Kräutermischung
Sojasoße
Zitronensaft
schwarzer Pfeffer aus der Mühle
Salz
schwarze Oliven

Lassen Sie die Zucchini, Pilze, Zwiebel und Kräuter in Wasser 10 Minuten köcheln. Die Flüssigkeit einkochen. Mischen Sie die Gemüse mit dem Reis, der Sojasoße und dem Zitronensaft. Pfeffern und salzen, mit schwarzen Oliven garnieren.

UNGARISCHES GULASCH

150 g Schweinefilet, in mundgerechte Stücke geschnitten
1 große Zwiebel
1 Knoblauchzehe
1 große Karotte
1 kleine Steckrübe

1 große Pastinake
100 g Erbsen
100 g gekochte Bohnenkerne
1 Gewürzsträußchen
    oder 3 ml ($^1/_2$ TL) getrocknete Kräutermischung
1 Lorbeerblatt
10 ml (2 TL) Tomatenmark
150 ml Rotwein
150 ml kochendes Wasser
15 ml (1 EL) Paprikapulver
Pfeffer aus der Mühle, Salz
saure Sahne

Alle Gemüse säubern und in Stücke schneiden. Mit dem
Schweinefleisch, den Erbsen, Bohnen und Kräutern in eine
große Kasserolle geben. Verrühren Sie Tomatenmark, Wein,
Wasser, Paprika, Pfeffer und Salz und gießen Sie es in die Kasserolle. Im vorgeheizten Ofen, Gas Stufe 5 (190 °C), anderthalb Stunden garen. Garnieren Sie das Gulasch mit etwas Sau-
errahm und servieren Sie Rosenkohl und Pellkartoffeln dazu.

---

17. Tag   LACHS UND APFEL
                     MIT MAYONNAISE

---

125 g Lachs, gekocht und zerpflückt
1 Apfel, gerieben oder in kleine Stücke geschnitten
15 ml (1 EL) Kürbiskerne
5 ml (1 TL) kalorienreduzierte Mayonnaise
10 ml (2 TL) fettarmer Naturjoghurt
frischgemahlener schwarzer Pfeffer
Limettenschnitze

Alle Zutaten mischen. Auf einer Platte anrichten und mit den Limettenschnitzen garnieren.

PILZRISOTTO

---

325 g Pilze, gehackt (verwenden Sie möglichst mehrere
   verschiedene Sorten: Austernpilze, Champignons,
   Egerlinge, Steinpilze usw.)
1 mittlere Zwiebel, gehackt
100 g Erbsen
100 g gekochte Kichererbsen
360 ml Gemüsebrühe
150 ml Weißwein
150 ml Wasser
5 ml (1 TL) gehackter frischer Thymian
   oder 3 ml ($1/2$ TL) getrocknete Kräutermischung
1 Knoblauchzehe
100 g Risottoreis
5 ml (1 TL) Sonnenblumenöl
Pfeffer aus der Mühle
Salz
2 Zitronenschnitze

Kochen Sie die Pilze, Erbsen, Zwiebel und Knoblauchzehe in der Gemüsebrühe mit den Kräutern 5 Minuten auf kleiner Flamme. Nehmen Sie die Gemüse heraus. Gießen Sie Wein und Wasser in die Kochflüssigkeit. Erhitzen Sie in einer anderen Pfanne das Sonnenblumenöl, geben Sie den Risottoreis hinein und rösten Sie ihn unter ständigem Rühren 2 bis 3 Minuten. Gießen Sie 150 ml der Kochflüssigkeit auf und köcheln Sie den Reis unter gelegentlichem Umrühren, bis die

Flüssigkeit aufgesogen ist. Gießen Sie weitere 150 ml hinzu und wiederholen Sie den Vorgang. Füllen Sie schließlich mit dem Rest der Flüssigkeit auf und würzen Sie mit Salz und Pfeffer. Wenn der Reis noch immer nicht gar ist, geben Sie etwas Wasser dazu. Heben Sie alle Gemüse unter und garnieren Sie den Risotto mit Zitronenschnitzen.

18. Tag   TABBOULEH

75 g Burghul (Weizenschrot)
1 große Tomate, in sehr kleine Stücke geschnitten
1 kleine Zwiebel, gerieben
15 ml (1 EL) gehackte frische Minze
    oder 8 ml (1^1/$_2$ TL) Minzsoße
Saft einer großen Zitrone
5 ml (1 TL) Olivenöl
schwarzer Pfeffer aus der Mühle
Salz
Zitronenschnitze

Weichen Sie den Burghul 15 Minuten lang in reichlich kaltem Wasser ein, dann abgießen, abtropfen lassen und das Wasser herauspressen. Mit dem Zitronensaft, Pfeffer und Salz in eine Schüssel geben und ein paar Minuten stehen lassen. Fügen Sie das Olivenöl, die Minze sowie die Salatzutaten bei und mischen Sie alles gründlich. Mit den Zitronenschnitzen garnieren.

SARDINEN AUF PROVENZALISCHE ART

6 frische oder tiefgekühlte Sardinen
1 kleine Dose Tomaten

1 Zwiebel, fein gehackt
5 ml (1 TL) frische Petersilie, gehackt
    oder 3 ml ($^1/_2$ TL) getrocknete Kräutermischung
1 Knoblauchzehe, gehackt
5 ml (1 TL) Zitronensaft
2 Zitronenschnitze
Pfeffer aus der Mühle
Salz

Die Sardinen säubern, schuppen, ausnehmen und die Köpfe entfernen. In eine feuerfeste Servierform legen und alle Zutaten außer den Zitronenschnitzen hinzugeben. Decken Sie die Form mit Folie ab und backen Sie das Gericht 20 Minuten auf Gasstufe 6 (200 °C). Nehmen Sie die Folie ab und backen Sie es weitere 5 Minuten. Garnieren Sie es mit den Zitronenschnitzen, und reichen Sie neue Kartoffeln sowie grünen Salat dazu.

19. Tag   PITTA/SANDWICH MIT
            CHICORÉE, ORANGE UND GURKE

1 Chicorée, in Ringe geschnitten
1 Orange, geschält und in Scheiben geschnitten
1 Stück Gurke, in Scheiben geschnitten
10 ml (2 TL) fettarmer Naturjoghurt
Orangensaft
frischgemahlener schwarzer Pfeffer

Vermischen Sie alle Zutaten und pressen Sie etwas frischen Orangensaft auf den Salat.

JAMBALAYA

2 Putenbrustfilets, in kleine Stücke geschnitten
10 ml (2 TL) Zitronensaft
1 mittelgroße Zwiebel
220 g Tomaten, abgezogen und gehackt
   oder 1 kleine Dose Tomaten
1 kleine Dose gelbe Gartenbohnen, abgetropft
2 Stangen Sellerie
5 ml (1 TL) gehacktes frisches Basilikum
5 ml (1 TL) gehackte frische Petersilie
1 Lorbeerblatt
2 Frühlingszwiebeln, gehackt
100 g brauner Reis
Chilisoße
Salz
Cayennepfeffer
2 Limettenschnitze

Geben Sie das Putenfleisch mit dem Zitronensaft in eine feuerfeste Schüssel. Mit Folie bedecken und im vorgeheizten Ofen, Gas Stufe 6 (200 °C), 30 Minuten backen. Kochen Sie den Reis. Kochen Sie in einem anderen Topf die gehackte Zwiebel und den Sellerie mit den Tomaten in 150 ml Wasser; falls Sie Tomaten in der Dose nehmen, lassen Sie das Wasser weg. Geben Sie Basilikum, Petersilie, Lorbeerblatt, Salz und Cayennepfeffer hinzu. Rühren Sie den Reis in die Tomatenmischung und würzen Sie mit der Chilisoße. Dann die Bohnen beigeben und alles über das Putenfleisch gießen. Gut mischen und zugedeckt weitere 20 Minuten im Ofen garen lassen. Garnieren Sie das Gericht vor dem Servieren mit gehackten Frühlingszwiebeln und Limettenschnitzen.

20. Tag   PELLKARTOFFELN MIT HERING

2 große mehlige Kartoffeln
4 Heringsfilets
1 große Tomate, in kleine Stücke geschnitten
1 kleine Zwiebel, in kleine Stücke geschnitten
Zitronensaft
schwarzer Pfeffer aus der Mühle

Backen Sie die Kartoffeln. Verrühren Sie Tomate und Zwiebel mit dem Zitronensaft. Ordnen Sie alle Zutaten auf einer Platte an und mahlen Sie darüber schwarzen Pfeffer.

MITTELMEERGEMÜSE

1 Zucchini
1 grüne Paprikaschote
1 Fleischtomate
1 kleine Zwiebel
1 Knoblauchzehe
100 g gekochte Kichererbsen
1/2 Tasse gekochter brauner Reis
5 ml (1 TL) Tomatenmark
5 ml (1 TL) Sojasoße
75 ml Weißwein
75 ml Wasser
10 ml (2 TL) gehacktes frisches Basilikum
    oder 5 ml (1 TL) getrocknete Kräutermischung
Pfeffer aus der Mühle
Salz
leicht geröstete Piniennüsse oder gehobelte Mandeln

Halbieren Sie die Zucchini der Länge nach und schaben Sie das Fleisch heraus. Halbieren Sie die Paprikaschote der Länge nach und entfernen Sie die Samen und den Stil. Halbieren Sie die Tomate und höhlen Sie sie aus. Kochen Sie die gehackte Zwiebel, den Knoblauch, das Zucchini- und das Tomatenfleisch in dem mit Wasser, Sojasoße und Tomatenmark gemischten Wein. Nach dem Garen abtropfen lassen und die Flüssigkeit auffangen. Den Reis, die gekochten Kichererbsen, die Kräuter, Salz und Pfeffer zu der Zwiebelmischung geben und diese in die ausgehöhlten Gemüse füllen. Alle in eine ofenfeste Schüssel setzen und darüber die Kochflüssigkeit gießen. Backen Sie das mit Folie bedeckte Gericht im vorgeheizten Ofen, Gas Stufe 6 (200 °C), 30 Minuten. Garnieren Sie es mit den Nüssen oder Mandeln und reichen Sie grünen Salat dazu.

21. Tag   SOJABOHNEN-KASSEROLLE

150 g Sojabohnen, eingeweicht und nach Anweisung gekocht
1 große Zwiebel
1 Knoblauchzehe
1 große Karotte
2 Stangen Sellerie
1 große Dose Tomaten
10 ml (2 TL) Tomatenmark
5 ml (1 TL) gehackte frische Petersilie
    oder 3 ml ($^1/_2$ TL) getrocknete Kräutermischung
1 Lorbeerblatt
5 ml (1 TL) Paprika
Sojasoße
schwarzer Pfeffer aus der Mühle
Salz

Zwiebel, Karotte, Knoblauch und Sellerie hacken und mit den Sojabohnen in eine Kasserolle geben. Alle übrigen Zutaten beifügen, die Kasserolle zudecken und für anderthalb Stunden in den vorgeheizten Ofen stellen, Gas Stufe 6 (200 °C).

WILDBRET MIT SCHWARZEN KIRSCHEN

2 Wildsteaks à 125 g
220 g entsteinte schwarze Kirschen aus der Dose
150 ml Saft von schwarzen Kirschen
1 Glas Rotwein

Grillen Sie die Wildsteaks. Erhitzen Sie die Kirschen mit dem Saft und dem Rotwein und lassen Sie die Flüssigkeit einkochen. Richten Sie das Fleisch auf einer Platte an und gießen Sie die Soße mit den Kirschen rundherum. Reichen Sie Pastinakpüree und Rotkohl dazu.

22. Tag   FETA-SCHINKENSPECK-SALAT

3 große rohe Spinatblätter, gewaschen
1 kleine Zwiebel
1 kleine grüne Paprikaschote
3 Scheiben Schinkenspeck, in Streifen geschnitten
50 g Fetakäse
100 g gekochte Borlotti-Bohnen
10 ml (2 TL) Zitronensaft
5 ml (1 TL) Olivenöl
schwarzer Pfeffer aus der Mühle
Zitronenschnitze

Den Spinat klein schneiden. Die Zwiebel fein hacken (und nach Möglichkeit 30 Minuten in kaltes Wasser geben). Die Paprikaschote in Stücke und den Feta in Würfel schneiden. Richten Sie alles mit den Borlotti-Bohnen auf getrennten Tellern an. Rösten Sie die Schinkenspeckstreifen vorsichtig in dem Olivenöl und geben Sie im letzten Moment den Zitronensaft und den Pfeffer dazu. Verteilen Sie die Schinkenspeckstücke auf die Teller und gießen Sie das heiße Dressing darüber. Mit Zitronenschnitzen garnieren.

FENCHEL AUF PROVENZALISCHE ART

2 Fenchelknollen
220 g Tomaten, gehackt
   oder 1 kleine Dose Tomaten
1 mittelgroße Zwiebel, gehackt
1 Knoblauchzehe, gehackt
100 g Pilze, gehackt
1 rote Paprikaschote, gehackt
5 ml (1 TL) gehackte frische Petersilie
   oder 3 ml ($^1/_2$ TL) getrocknete Kräutermischung
Pfeffer aus der Mühle
Salz

Kochen Sie die Tomaten in 225 ml Wasser, außer Sie verwenden Dosentomaten. Den Fenchel putzen und vierteln. Alle Zutaten bis auf die Pilze und den Pfeffer in einer Pfanne 30 Minuten dünsten. Die Pilze hinzugeben, pfeffern und weitere 10 Minuten dünsten. Reichen Sie dazu braunen Reis und Gurkensalat mit schwarzen Oliven.

23. Tag SALAT VON ZUCKERERBSEN,
TOMATEN UND CASHEWNÜSSEN

100 g Zuckererbsen (mit eßbarer Schote), leicht gekocht
2 mittelgroße Tomaten, in Scheiben geschnitten
15 ml (1 TL) Cashewnüsse, gehackt
Zitronensaft
Cayennepfeffer

Richten Sie die Zuckererbsen und die Tomatenscheiben auf
einer Platte an. Pressen Sie etwas Zitronensaft darauf. Garnieren Sie den Salat mit den gehackten Cashewnüssen und
bestäuben Sie ihn mit etwas Cayennepfeffer.

SAUMON AUX EPINARDS

2 Lachsfilets à 125 g, gehäutet
10 bis 12 große Spinatblätter
2 Limettenschnitze

Blanchieren Sie die Spinatblätter etwa 30 Sekunden in kochendem Wasser und trocknen Sie sie dann mit einem Papier-
küchentuch ab. Wickeln Sie 5 bis 6 Blätter um jedes Lachs-
filet. In einem Gemüsedämpftopf über kochendem Wasser
5 Minuten garen. Garnieren Sie den Fisch mit Limettenschnitzen. Reichen Sie dazu neue Kartoffeln und Feuerbohn-
nen.

**24. Tag   PUFFBOHNEN UND SCHINKEN
                MIT MAYONNAISE**

150 g Puffbohnen, leicht gekocht
75 g magerer gekochter Schinken, in schmale Streifen
   geschnitten
1 kleine rote Paprikaschote, in kleine Stücke geschnitten
5 ml (1 TL) kalorienreduzierte Mayonnaise
10 ml (2 TL) fettarmer Naturjoghurt
Zitronensaft
frischgemahlener schwarzer Pfeffer

Vermischen Sie die Puffbohnen und den Schinken mit der
Mayonnaise, dem Joghurt und dem Zitronensaft. Bestreuen
Sie den Salat mit den Paprikaschotenstückchen und mahlen
Sie etwas schwarzen Pfeffer darauf.

LAMM-KEBABS

220 g gehacktes Lammfleisch
1 kleine Zwiebel, gerieben
5 ml (1 TL) gemahlener Koriander
5 ml (1 TL) gehackte frische Petersilie
Pfeffer aus der Mühle
Salz

Weichen Sie 4 etwa 15 cm lange Kebabstäbchen in Wasser
ein, damit sie beim Grillen nicht verbrennen. Mischen Sie alle
Zutaten gründlich und formen Sie 8 Kugeln daraus. Rollen
Sie die Kugeln zu Würstchen und stecken Sie je zwei auf ein
Stäbchen. Unter dem mäßig heißen Grill etwa 10 Minuten

rösten. Mit einem Zitronenschnitz garnieren. Reichen Sie braunen Reis und grünen Salat dazu.

25. Tag　　　SALAT VON SPINAT,
　　　　　　　　HÜTTENKÄSE UND BIRNEN

Rohe Spinatblätter, in schmale Streifen geschnitten
100 g magerer Hüttenkäse
2 Birnen, in kleine Stücke geschnitten
Zitronensaft
frischgemahlener schwarzer Pfeffer

Richten Sie die Spinatstreifen auf einer Platte an. Heben Sie die Birnen unter den Hüttenkäse und häufen Sie die Mischung auf den Spinat. Pressen Sie etwas Zitronensaft über den Salat und würzen Sie mit ein wenig schwarzem Pfeffer.

THUNFISCH-TORTIGLIONI

100 g Tortiglioni
150 g frischer Thunfisch, 4 Minuten gegrillt, dann zerpflückt
　　oder 200 g Dosenthunfisch in Salzlake, abgetropft
1 mittlere Zwiebel, gehackt
1 Knoblauchzehe, gehackt
75 g Pilze, gehackt
2 Stangen Sellerie, gehackt
1 kleine Dose Tomaten
1 Gewürzsträußchen
　　oder 3 ml ($1/2$ TL) getrocknete Kräutermischung
1 Glas Weißwein und Wasser, gemischt

Pfeffer aus der Mühle
Salz

Kochen Sie die Tortiglioni nach Anweisung. Dünsten Sie
Zwiebel, Knoblauchzehe, Pilze und Sellerie mit dem Gewürzsträußchen und den mit Wein/Wasser vermischten Tomaten. Den zerpflückten Thunfisch dazugeben, salzen, pfeffern und mit den Tortiglioni mischen. Servieren Sie Rote-
Bohnen-Salat dazu.

---

26. Tag   PITTA/SANDWICH MIT KREBS
              UND BRUNNENKRESSE

---

1 mittelgroßer vorbereiteter Krebs
Brunnenkresse
Limettensaft
Cayennepfeffer

Alle Zutaten mischen und in ein Vollkornpitta oder auf eine
Scheibe Vollkornbrot geben.

AUBERGINEN-ZUCCHINI-KEBABS

---

1 kleine Zucchini
1 kleine Aubergine
1 kleine Zwiebel
1 mittelgroße Tomate
4 Pilze
1 kleine grüne Paprikaschote
100 ml Weißwein
15 ml (1 EL) Zitronensaft

1 Knoblauchzehe, gehackt
3 ml (¹/₂ TL) getrocknete Kräutermischung
Pfeffer aus der Mühle
Salz

Weichen Sie 4 etwa 15 cm lange Kebabstäbchen 30 Minuten in Wasser ein, um zu verhindern, daß sie beim Grillen der Kebabs brennen. Schneiden Sie alle Gemüse für 4 Kebabs und stecken Sie sie auf die Stäbchen. Mischen Sie sämtliche anderen Zutaten zu einer Marinade und legen Sie die Kebabs für etwa 40 Minuten hinein. Anschließend die Kebabs grillen, häufig umdrehen. Servieren Sie je eine Pellkartoffel und grünen Salat dazu.

27. Tag   PELLKARTOFFELN MIT
                THUNFISCHMAYONNAISE

2 große mehlige Kartoffeln
200 g Dosenthunfisch in Salzlake, abgetropft und zerpflückt
2 mittlere Essiggurken, gehackt
10 ml (2 TL) kalorienreduzierte Mayonnaise

Die Kartoffeln backen und der Länge nach öffnen. Die anderen Zutaten mischen und auf die Kartoffeln häufen.

PAELLA VON HÄHNCHEN UND
MEERESFRÜCHTEN

2 kleine Hähnchenbrustfilets
50 g gekochte Garnelen
2 Tintenfische, vorbereitet

50 g gekochte Miesmuscheln
100 g Reis
1 mittlere Zwiebel
100 g tiefgekühlte Erbsen
50 g Pilze
1 grüne oder rote Paprikaschote
1 Knoblauchzehe
10 ml (2 TL) gehackte frische Petersilie
 oder 5 ml (1 TL) getrocknete Kräutermischung
5 ml (1 TL) Nam-Pla-Fischsoße
5 ml (1 TL) Zitronensaft
Pfeffer aus der Mühle
Salz
einige Safranfäden
 oder 3 ml ($^1/_2$ TL) Kurkumapulver
Zitronenschnitze
große Garnelen und Muscheln – wahlweise – zum Garnieren

Das ideale Gerät für die Zubereitung einer Paella ist ein Wok; sollten Sie keinen haben, verwenden Sie eine große Bratpfanne.

Kochen Sie den Reis mit dem Safran oder Kurkumapulver in einer mittelgroßen Pfanne. Die Zwiebel hacken und das Hähnchenfleisch in kleine Stücke schneiden; mit den Erbsen im Wok oder in der Bratpfanne 10 Minuten in Wasser oder, wenn Sie wollen, in Weißwein mit Wasser kochen. Die Tintenfische in Ringe schneiden und mit dem Hähnchenfleisch 5 Minuten kochen. Die gehackten Pilze, die Paprikaschote, Knoblauchzehe und Kräuter beigeben. Den Reis in den Wok oder die Pfanne umfüllen und alles mit der Fischsoße, dem Zitronensaft, Salz und Pfeffer würzen. Unmittelbar vor dem Servieren die Garnelen und Muscheln dazugeben und alle

Zutaten vermischen – vorsichtig, damit die Garnelen nicht zerbrechen. Garnieren Sie abschließend die Paella mit Zitronenschnitzen und, wenn Sie wollen, großen Garnelen beziehungsweise Muscheln.

---

28. Tag MARINIERTE HERINGE

---

4 Heringsfilets
4 Essiggurken, fein gehackt
1 kleine Zwiebel, fein gehackt
1 mittlere Zwiebel, grob gehackt
1 Lorbeerblatt
4 Gewürznelken
1 Prise Salz
8 schwarze Pfefferkörner
5 ml (1 TL) brauner Zucker
75 ml Weißweinessig
75 ml Wasser

Breiten Sie die Heringsfilets mit der Hautseite nach unten aus und verteilen Sie die Mischung aus gehackter Zwiebel und Essiggurken darauf. Rollen Sie die Filets zusammen und stecken Sie jeweils das Endstück mit einem Cocktailstäbchen fest. Die Filets in eine feuerfeste Schüssel legen. Bringen Sie alle anderen Zutaten in einer Pfanne zum Kochen und lassen Sie sie etwa 5 Minuten ziehen, damit sich die Aromen mischen. Über die Heringsrollen gießen. Nach dem Abkühlen zudecken und für mindestens 3 Tage in den Kühlschrank stellen. Ziehen Sie vor dem Servieren die Stäbchen heraus und rollen Sie die Filets auf. Reichen Sie Vollkornbrotscheiben dazu.

RINDFLEISCH MEXIKANISCH

150 g Filet- oder Lendensteak
1 mittlere Zwiebel
1 Knoblauchzehe
1 grüne Paprikaschote
1 rote Paprikaschote
100 g Pilze
1 kleine Dose rote Bohnen, abgetropft
1/2 grüner Peperone, entkernt
5 ml (1 TL) Tomatenmark
150 ml Wasser oder Weißwein und Wasser, gemischt
Chilisoße
10 ml (2 TL) Sonnenblumenöl
Pfeffer aus der Mühle
Salz

Die gehackte Zwiebel und Knoblauchzehe in den 150 ml
Wein/Wasser 5 Minuten weich kochen. Die gehackten, ent-
kernten Paprikaschoten und den halben, ebenfalls gehackten
Peperone sowie die gescheibelten Pilze beigeben und weitere
5 Minuten kochen. Danach die Gemüse herausnehmen und
warm halten. Lassen Sie die Flüssigkeit einkochen und rühren Sie das Tomatenmark, die Chilisoße sowie Salz und Pfeffer hinein. Die Gemüse wieder in die Pfanne geben, warm
halten und die roten Bohnen hinzufügen. Schneiden Sie das
Steak so dünn wie möglich in 1,5 × 2,5 cm große Scheiben –
dies geht leichter, wenn Sie das Fleisch zuvor 30 Minuten im
Tiefkühlfach anfrieren. Rösten Sie die Scheiben im heißen
Sonnenblumenöl vorsichtig 3 bis 4 Minuten. Rühren Sie das
Fleisch in die Gemüsemischung und servieren Sie das Gericht

sofort mit braunem Reis oder Pellkartoffeln und grünem Salat.

---

29. Tag PAPRIKASCHOTEN-NUDEL-SALAT

---

50 g beliebige Nudeln, gekocht
1 kleine rote Paprikaschote, in kleine Stücke geschnitten
1 kleine grüne Paprikaschote, in kleine Stücke geschnitten
1 kleiner Zweig Weintrauben, halbiert und entkernt
5 ml (1 TL) kalorienreduzierte Mayonnaise
10 ml (2 TL) magerer Naturjoghurt

Die Nudeln und Paprikaschoten mit der Mayonnaise und dem Joghurt mischen. Mit den Trauben garnieren.

ZUCKERMAISAUFLAUF

---

2 Maiskolben, die Körner abgestreift
   oder 1 große Dose Zuckermais, abgetropft
2 Eier, hartgekocht und in Stücke geschnitten
125 g magerer Naturjoghurt
125 g fettarmer Cheddarkäse, gerieben
schwarzer Pfeffer aus der Mühle

Die Maiskörner, die Eierstücke und den Joghurt mischen und in eine feuerfeste Schüssel füllen. Den geriebenen Käse darüberstreuen und mit dem schwarzen Pfeffer würzen. Das Gericht im vorgeheizten Ofen, Gas Stufe 5 (190 °C), 15 Minuten backen. Anschließend unter dem Grill bräunen. Servieren Sie neue Kartoffeln und Tomatensalat mit Zwiebeln dazu.

30. Tag	GARNELENREIS IN MUSCHELSCHALEN

100 g gekochte Garnelen
50 g brauner Reis
25 g tiefgekühlte Erbsen
12 Pistaziennüsse ohne Schale
3 ml ($\frac{1}{2}$ TL) Sojasoße
5 ml (1 TL) Zitronensaft
5 ml (1 TL) kalorienreduzierte Mayonnaise
Pfeffer aus der Mühle
Salz
2 Petersilienzweige

Kochen Sie den Reis nach der Anweisung auf der Packung
und geben Sie die Erbsen in den letzten paar Minuten mit
hinein. Schneiden Sie die Garnelen und die Nüsse in kleine
Stücke und mischen Sie beides unter den abgekühlten Erb-
senreis. Rühren Sie die anderen Zutaten vorsichtig unter und
richten Sie – weil auch das Auge mitessen will – das fertige
Gericht in Muschelschalen oder auf einer Platte an. Mit Pe-
tersilienzweigen garnieren.

HÄHNCHENFILETS IN MINZEMARINADE

2 Hähnchenbrustfilets
125 g magerer Naturjoghurt
5 ml (1 TL) gehackte frische Minze
    oder 3 ml ($\frac{1}{2}$ TL) Minzsoße
schwarzer Pfeffer aus der Mühle
2 Zitronenschnitze

Knochen und Haut von dem Hähnchenfleisch entfernen. In jedes Filetstück oben zwei Schlitze schneiden. Joghurt, Minze und Pfeffer mischen. Das Fleisch für mindestens 1 Stunde in die Marinade legen. Anschließend das Fleisch auf jeder Seite 10 Minuten grillen. Mit Zitronenschnitzen garnieren und zusammen mit Pellkartoffeln und Puffbohnen servieren.

Das Frühstück

Nachdem Ihr Körper während der Nacht etwa zehn Stunden fasten mußte, braucht er eine gute Energiequelle, um den Anforderungen des bevorstehenden Tages gewachsen zu sein. Viele Menschen begnügen sich mit einer Tasse Kaffee, die zwar gut schmecken mag, aber wenig dazu beiträgt, uns bis zum Mittagessen bei Kräften zu halten. Und sie könnte uns sogar in Versuchung führen, am Vormittag nach Schokolade, Keksen oder Kalorienträchtigerem zu greifen.

Haben Sie keine Angst vor einem reichlichen, kräftigen Frühstück! Diese Energiezufuhr wird im Laufe des Tages vom Körper »verbrannt«, wohingegen am Abend aufgenommene Nahrung eher in Form von Fettpolstern abgelagert wird. Nicht ohne Grund lautet eine bekannte Lebensregel: Frühstücken wie ein König, zu Mittag essen wie ein Bürger, zu Abend essen wie ein Bettler!

Menschen, die das Frühstück auslassen, arbeiten weniger effektiv als jene, die sich den geringen Aufwand leisten, ihren Körper am Morgen mit Brennstoff zu versorgen. Andere wiederum frühstücken seit jeher mit Lust – doch vielleicht in einer Art, die nicht gerade bekömmlich für ihr Herz ist.

Getreideflocken sind eine ausgezeichnete Energiequelle und in vielerlei Sorten erhältlich. Versuchen Sie, zur Abwechslung und der besseren Nährkraft wegen, Joghurt auf Ihre Flocken zu geben und das Ganze mit geschnittenem frischen Obst zu krönen. Hafergrütze können Sie gemäß der Anweisung auf der Packung zubereiten. Rühren Sie zum Süßen kurz vor dem Verzehr etwas Honig unter. Stellen Sie Ihr Müsli doch selbst zusammen, anstatt es fertig zu kaufen.

Eine gute Proteinquelle sind Eier, die jedoch ohne Fett zubereitet werden sollten. Pochieren oder kochen Sie sie, bereiten Sie sich Rühreier oder ein Omelett mit wenig fettarmer Margarine in einer beschichteten Pfanne. Als Variante können Sie Ihr Rührei mit etwas gekochtem Schinken, Tomaten oder Pilzstückchen ergänzen. Ein köstliches Frühstück erhalten Sie durch Beimischung von zerpflücktem geräucherten Lachs!

Fisch ist ein erstklassiges Nahrungsmittel. Versuchen Sie darum einmal Kedgeree oder Kedierie als Frühstücksmahlzeit; dieses wohlschmeckende britisch-indische Reisgericht wird mit Fisch, Erbsen, Zwiebeln und anderem mehr zubereitet. Auch gekochter Schinken mit frischem Schwarzbrot ist nahrhaft und ein guter Start in den Tag.

Liegt Ihnen an einem sehr fettarmen Tagesbeginn, so belegen Sie eine Scheibe Vollkorntoast mit Tomaten- oder Pilzscheiben. Baked beans, weiße Bohnen in Tomatensoße, ein vor allem in Amerika sehr verbreitetes Gericht, könnte derjenige, der es mag, zu dieser Tageszeit ebenfalls einmal ausprobieren. Denn eine kleine Dose Baked beans auf einer Scheibe Vollkorntoast versorgt den Körper mit 19 Gramm Ballaststoffen und hilft ihm ohne großes Hungergefühl durch den Vormittag. (Um das Ganze etwas abzuwandeln, lassen sich mit einem Teelöffel Currypulver oder einigen roten Bohnen und etwas Chilisoße gewiß interessante Varianten auf den Tisch zaubern.)

Ein sehr erfrischender Tagesauftakt ist Obst. Dörrpflaumen (100 Gramm enthalten 8 Gramm Ballaststoffe) sollten nicht unterschätzt werden; sie zählen zu den besten Kohlehydratquellen. Ein Kompott aus Dörrpflaumen und anderem Trockenobst fördert die Verdauung und verfeinert auch den Geschmack eines Müslis. Als weitere Lieferanten lebenswichtiger Nährstoffe können Sie Ihrem Obstfrühstück Kürbis- oder Sonnenblumenkerne sowie Sesam hinzufügen.

Schneiden und vermischen Sie zwei oder drei Stücke verschiedener Obstsorten. Pressen Sie etwas frischen Orangensaft darüber – und Sie werden die Energie beim Verzehr geradezu schmecken!

Frischer Gemüse- oder Obstsaft ist eine ausgezeichnete Mahlzeit im Glas. Karottensaft enthält viele Vitamine, darunter Vitamin A, und läßt sich hervorragend mit anderen Gemüsesäften kombinieren – ebenso mit Orangen- oder Apfelsaft, wenn Sie wollen. Experimentieren Sie mit verschiedenen Säften und Saftkombinationen.

Wenn Sie etwas Zeit und Phantasie aufwenden, wird es Ihnen gelingen, eine Vielzahl magerer, ballaststoff- und energiereicher Frühstücksmahlzeiten zusammenzustellen, die Sie selbst zubereiten können.

KEDGEREE

75 g Reis
150 g geräucherter Schellfisch
1 mittlere Zwiebel, gehackt
1 Ei, hartgekocht und gehackt
5 ml (1 TL) Garam Masala (Gelbwurzelgewürz),
    wahlweise 3 ml (1/2 TL) gehackte frische Petersilie

Pfeffer aus der Mühle
Salz

Pochieren Sie den geräucherten Schellfisch mit der Zwiebel in Wasser. Dann häuten Sie den Fisch, zerpflücken ihn und stellen ihn warm. Kochen Sie den Reis mit dem Garam Masala in dem Sud, den Sie nach Bedarf mit Wasser aufgefüllt haben. Mischen Sie den gegarten Reis behutsam mit allen anderen Zutaten. Mit Toastdreiecken servieren.

ROHER SCHINKEN MIT MELONE UND KIWI

2 Scheiben roher Schinken
$^1/_4$ Cantaloup-Melone
1 Kiwi
schwarzer Pfeffer aus der Mühle

Richten Sie die Schinkenscheiben mit den geschälten Früchten an. Mahlen Sie etwas schwarzen Pfeffer auf Melone und Kiwi. Dazu paßt ein Vollkornbrötchen.

TROCKENOBST-KOMPOTT

50 g getrocknete Aprikosen
75 g getrocknete Pfirsiche
75 g Dörrpflaumen
gemahlener Zimt

Weichen Sie das Obst über Nacht ein und mischen Sie es dann gründlich. Bestäuben Sie das Kompott nach Geschmack mit etwas Zimt.

MÜSLI

30 ml (2 EL) Haferflocken
10 ml (2 TL) Kleie
5 ml (1 TL) Mandelsplitter
5 ml (1 TL) Kürbiskerne
5 ml (1 TL) Sesamsamen
1 Apfel, in kleine Stücke geschnitten oder gerieben
10 ml (2 TL) Rosinen
entrahmte Milch
fettarmer Naturjoghurt

Weichen Sie Haferflocken und Kleie über Nacht in entrahmter Milch ein. Dann mit allen anderen Zutaten ergänzen und gründlich mischen. Geben Sie fettarmen Naturjoghurt auf das Müsli und belegen Sie ihn individuell nach Geschmack mit geschnittenem frischem Obst, das Sie gerade zur Hand haben.

SCHINKENSPECK, SCHARF GEWÜRZT

3 Scheiben magerer Schinkenspeck
2 Tomaten, gehackt
Cayennepfeffer
3 ml (1/2 TL) Senf

Grillen Sie den Schinkenspeck und schneiden Sie ihn dann in kleine Stücke. Garen Sie unterdessen die Tomaten in etwas Wasser. Geben Sie Cayennepfeffer und Senf bei; kochen Sie die Flüssigkeit ein, wenn nötig, und mischen Sie die Schinkenspeckstücke darunter. Dazu paßt dreieckig geschnittener Vollkorntoast.

Essen in Restaurants und Bewirtung von Gästen

Auch zu Walking-Diät-Zeiten sollte es kein Problem sein, in
Restaurants zu essen. Meiden Sie einfach alle fetten Speisen
und Gerichte mit gehaltvollen Soßen. Wählen Sie gegrillten
Fisch oder gegrilltes Fleisch und ersuchen Sie darum, daß
man Ihnen die Gemüsebeilagen ohne Butter serviert. Oder
bestellen Sie Salat, der nur mit Zitronensaft beziehungsweise
Essig statt mit French Dressing angemacht wird. Nehmen Sie
zum Nachtisch frisches Obst. Heuzutage sind die meisten
Lokale darauf eingestellt, solche Speisen zu servieren.

Haben Sie zu Hause Gäste eingeladen, können Sie diese
mit der Hauptmahlzeit aus der Walking-Diät für den betref-
fenden Tag bewirten oder sich auch für die Hauptmahlzeit
eines anderen Tages entscheiden. Einige der leichten Mahlzeiten eignen sich als Vorspeisen, beispielsweise Nizzasalat und
Feta-Schinken-Salat. Zwecks reicherer Auswahl seien im folgenden jedoch noch einige Rezepte für Vorspeisen beziehungsweise Desserts aufgeführt.

HÄHNCHEN LAOTSE

2 kleine Hähnchenbrustfilets
Sojasoße
1 kleines Stück Ingwerwurzel, geschält und fein gehackt
5 ml (1 TL) klarer Honig
Eissalatblätter
1 Stück Gurke, in schmale Streifen geschnitten
4 Frühlingszwiebeln, in schmale Streifen geschnitten
Pflaumensoße (erhältlich in Geschäften, die orientalische
    Delikatessen führen)

Verrühren Sie die Sojasoße mit dem Ingwer sowie dem Honig und marinieren Sie darin das Hähnchenfleisch mindestens 1 Stunde. Dann das Fleisch 10 Minuten auf jeder Seite grillen und in feine Streifen schneiden. Servieren Sie die Fleischstreifen und die anderen Zutaten in getrennten Schüsseln. Jede Person am Tisch soll sich nach eigenem Geschmack Eissalat-»Pfannkuchen« machen.

MEERESFRÜCHTESALAT

2 Tintenfische, gesäubert und in Ringe geschnitten
50 g Miesmuscheln, gekocht
100 g Garnelen, gekocht
50 g Venusmuscheln
5 ml (1 TL) gehackte frische Petersilie
     oder 3 ml (1/2 TL) getrocknete Kräutermischung
1 Knoblauchzehe, fein gehackt
Zitronensaft
schwarzer Pfeffer aus der Mühle
Zitronenschnitze

Lassen Sie die Tintenfische in Wasser 8 Minuten leicht kochen und dann abkühlen. Alle Zutaten mischen und in Muschelschalen oder auf einer Platte anrichten. Mit Zitronenschnitzen garnieren.

DOLMADES

8 Weinblätter, in kaltem Wasser eingeweicht
     oder aus der Dose
75 g Naturreis, gekocht

10 ml (2 TL) frische Minze, gehackt
   oder 5 ml (1 TL) Minzsoße
Zitronensaft
Pfeffer aus der Mühle
Zitronenschnitze

Vermischen Sie den Reis mit Minze, Zitronensaft und schwarzem Pfeffer. Geben Sie einen Teelöffel davon auf die Mitte jedes Weinblatts, dann die Blätter wie ein Kuvert zusammenfalten und zur Form einer Zigarre zusammenrollen. Die gefüllten Blätter eng nebeneinander in eine Kasserolle legen, mit Wasser bedecken und bei leichter Hitze mindestens 30 Minuten kochen lassen. Sie können heiß oder kalt gegessen werden. Mit Zitronenscheiben garnieren und dazu Tomatensalat mit Zwiebeln reichen.

VENEZIANISCHE GARNELEN

150 g gekochte Garnelen
2 mittelgroße Tomaten, gehackt
1 kleine Zwiebel, in Stückchen geschnitten
1 Knoblauchzehe, gehackt
5 ml (1 TL) frische Petersilie, gehackt
   oder 3 ml ($^1/_2$ TL) getrocknete Kräutermischung
150 ml Weißwein und Wasser, gemischt
5 ml (1 TL) Nam-Pla-Fischsoße
schwarzer Pfeffer aus der Mühle

Kochen Sie die Tomaten, Zwiebelstückchen und den Knoblauch auf kleiner Flamme in dem mit Wasser gemischten Weißwein. Geben Sie die Fischsoße, die Kräuter und den schwarzen

Pfeffer bei. Die Flüssigkeit einkochen lassen, falls nötig. Legen Sie die Garnelen ein. Durchziehen lassen, bis sie heiß sind. Mit dreieckig geschnittenem Vollkorntoast servieren.

KASTANIENSUPPE

220 g Kastanienpüree
300 ml Hühner- (oder Gemüse-)Brühe
15 ml (1 EL) Sherry
15 ml (1 EL) fettreduzierte Sahne
schwarzer Pfeffer aus der Mühle

Das Kastanienpüree und die Brühe in einen Topf geben. Bei kleiner Hitze möglichst mit einem Pürierstab glattrühren. Mischen Sie zuallerletzt den Sherry und die Sahne unter. In einzelnen Suppentassen oder -schalen anrichten und je nach Bedarf mit Sahne dekorieren (mit der Gabel ein Muster einziehen). Mahlen Sie etwas schwarzen Pfeffer auf die Suppe.

KRABBEN-DILL-OMELETT

1 kleine vorbereitete Krabbe
    oder 125 g Krabbenfleisch aus der Dose
2 Eier
5 ml (1 TL) frischer Dill, gehackt
2 kleine Dillzweige zum Garnieren
schwarzer Pfeffer aus der Mühle, Salz
Radicchio- oder andere Salatblätter
2 Limettenschnitze

Die Eier mit etwas Wasser schlagen, pfeffern, salzen und den gehackten Dill beigeben. Rühren Sie das braune Fleisch der Krabbe oder die Hälfte des Krabbenfleisches aus der Dose in diese Mischung. Backen Sie das Omelett in einer beschichteten Pfanne; wenn nötig, fetten Sie sie vorher mit etwas Öl ein. Belegen Sie das Omelett zuallerletzt mit dem restlichen Krabbenfleisch und klappen Sie es zu. Das Omelett halbieren und die Hälften auf getrennten Tellern anrichten. Mit je einem Dillzweig belegen, mit Salatblättern und einem Limettenschnitz garnieren.

GAZPACHO

$1/2$ kg Tomaten, gehäutet
   oder 1 große Dose gehackte Tomaten
2 mittelgroße Zucchini
1 kleine Zwiebel
$1/4$ Gurke
$1/2$ grüne Paprikaschote
1 Knoblauchzehe
10 ml (2 TL) frisches Basilikum, gehackt
   oder 5 ml (1 TL) getrocknete Kräutermischung
100 ml Hühnerbrühe
150 ml Wasser oder mit Wasser gemischter Weißwein
Pfeffer aus der Mühle, Salz

Die Tomaten, Zucchini, den Knoblauch und die Kräuter klein schneiden und mit einem Pürierstab oder in einem Mixer vermischen beziehungsweise pürieren, Brühe und Wasser (mit Wein) hinzugeben. Mindestens 2 Stunden kühl stellen (steht weniger Zeit zur Verfügung, einige Eiswürfel in den Gazpacho geben). Richten Sie in Würfel geschnittene Gurke,

Zwiebel, grüne Paprikaschote in getrennten Schälchen an, so daß sich jeder am Tisch nach Belieben Gemüsestückchen auf den Gazpacho streuen kann.

VORSPEISENTELLER MIT GERÄUCHERTEM FISCH

2 Scheiben Räucherlachs
1 geräuchertes Makrelenfilet
1 geräuchertes Forellenfilet
Blätter von krauser Endivie oder anderem Salat
2 Limettenschnitze
1 Spritzer Limetten- oder Zitronensaft
schwarzer Pfeffer aus der Mühle

Arrangieren Sie je eine Lachsscheibe sowie die Hälfte des Makrelen- und des Forellenfilets auf einem Bett aus krauser Endivie oder anderen Salatblättern. Beträufeln Sie das Gericht mit etwas Limetten- oder Zitronensaft und mahlen Sie etwas schwarzen Pfeffer darauf. Garnieren Sie jeden der beiden Teller mit einem Limettenschnitz.

ANTIPASTO AMALFI

4 Scheiben italienische Salami
2 Scheiben Parmaschinken
4 Artischockenherzen aus der Dose
8 schwarze Oliven
2 Radicchio- oder andere Salatblätter
2 Zitronenschnitze
1 Spritzer Zitronensaft
schwarzer Pfeffer aus der Mühle

Die Zutaten auf zwei getrennten Tellern hübsch anordnen, mit Zitronensaft beträufeln und darüber schwarzen Pfeffer mahlen.

RÄUCHERLACHSPASTE

100 g Räucherlachs (ideal sind die Endstücke)
100 g fettarmer Hüttenkäse
5 ml (1 TL) Zitronensaft
schwarzer Pfeffer aus der Mühle
2 Limetten- oder Zitronenschnitze
4 Chicorées, in Ringe geschnitten,
    oder anderen Blattsalat
Toastdreiecke

Den Räucherlachs und den Hüttenkäse mit dem Zitronensaft und dem schwarzen Pfeffer im Mixer oder mit dem Pürierstab zu einer glatten Paste verarbeiten. Garnieren Sie die Paste mit Salatblättern, einem Limetten- oder Zitronenschnitz und etwas gröber gemahlenem schwarzen Pfeffer. Die Toastdreiecke reichen Sie dazu getrennt.

OBST-KEBABS

8 kleine Erdbeeren
4 Ananasstücke
1 Feige, geviertelt
1 Nektarine, in 8 Schnitze geschnitten
1 Kiwi, geviertelt
4 Minzblätter
Zitronensaft

Verwenden Sie 15 cm lange Kebabstäbchen und bereiten Sie
mit dem Obst 4 Kebabs vor; stecken Sie das Minzblatt in die
Mitte. Beträufeln Sie jeden Kebab mit etwas Zitronensaft.
Auf einer mit Weinblättern belegten Platte anrichten.

EXOTISCHER OBSTSALAT

$^1/_2$ Mango
1 Karambole (Sternfrucht)
$^1/_4$ Ananas
1 Kiwi
1 Banane
je ein kleines Bündel weiße und blaue Trauben
$^1/_2$ Dose Litschis in Natursaft

Schneiden Sie die Karambole in knapp 1 cm dicke Scheiben
und lösen Sie die Schale so ab, daß die Sternform erhalten
bleibt. Schneiden Sie alle anderen Früchte in mundgerechte
Stücke. Mit dem Obstsaft vermischen und mindestens eine
Stunde kalt stellen.

HIMBEERSORBET

220 g Himbeeren
Saft von $^1/_4$ Zitrone
100 ml Sirup, aus Wasser und Saccharin zubereitet

Zerkleinern Sie die Himbeeren mit einem Pürierstab oder im
Mixer und passieren Sie das Püree durch ein Nylonsieb. Rühren Sie den Zitronensaft und den Sirup unter. Die Mischung
kalt stellen. Haben Sie eine Sorbetiere, so schütteln oder dre-

hen Sie sie etwa 8 Minuten und stellen sie dann ins Gefrierfach. Andernfalls gießen Sie die Flüssigkeit in eine Gefrier-
form, decken sie zu und lassen sie mehrere Stunden gefrieren.
Rühren Sie die Masse nach dieser Zeit um, damit das Eis in
kleinere Partikel zerbricht, anschließend wieder gefrieren lassen. Nehmen Sie das Sorbet 5 bis 10 Minuten vor dem Servieren aus dem Gefrierfach (oder der Tiefkühltruhe).

ANANAS SICILIANA

1 kleine Ananas
1 Kiwi
1 Bündel blaue Trauben
Kirsch (wahlweise)

Halbieren Sie die Ananas der Länge nach, ohne die Blätter zu
entfernen. Lösen Sie das Fleisch heraus (ein Grapefruitmesser
ist hierbei nützlich) und schneiden Sie es klein. Die Kiwi schälen und hacken. Die Trauben halbieren und von den Kernen
befreien. Füllen Sie das vermischte Obst wieder in die Ananas-
hälften und gießen Sie je nach Bedarf etwas Kirsch darüber.

MELONENKORB MIT TRAUBEN

1 mittelgroße Netzmelone (Sorte »Galia«)
100 g kernlose Trauben
geröstete Mandeln, gescheibelt

Schneiden Sie den oberen Teil der Melone ab. Die Kerne
herausschaben und wegwerfen, dann möglichst viel Fleisch
herauslösen, ohne die Schale zu verletzen. Das Melonen-

fleisch klein schneiden und mit den Trauben vermischen, alles wieder in die Melone füllen. Kalt stellen. Garnieren Sie den Melonenkorb unmittelbar vor dem Servieren mit gerösteten Mandeln.

MARINIERTE ERDBEEREN

1 Körbchen Erdbeeren
100 ml Dessertwein

Marinieren Sie die Erdbeeren mindestens 2 Stunden in dem Wein. Besonders köstlich schmecken sie, wenn ein kleines Glas des Dessertweins dazu getrunken wird.

WÜRZBANANEN

2 Bananen
Zitronensaft
brauner Zucker
Zimt, gemahlen

Halbieren Sie jede Banane der Länge nach. Beide Hälften auf ein Stück Alufolie legen, das mit etwas fettarmer Margarine eingerieben wurde, damit sie nicht ankleben. Die Bananenhälften mit Zitronensaft beträufeln, mit braunem Zucker bestreuen und mit Zimt bepudern. Die Folie zuwickeln, dann die Päckchen im vorgeheizten Ofen, Gas Stufe 4 (180 °C), 25 Minuten backen. In der Folie servieren. Die Päckchen sollten erst auf dem Tisch geöffnet werden, damit das Aroma von Bananen und Zimt voll genossen werden kann.

BIRNEN IN ROTWEIN

2 Birnen
125 ml Rotwein
75 ml Wasser
10 ml (2 TL) Saccharin

Schälen Sie die Birnen so, daß die Form erhalten bleibt. In einen Topf geben und mit dem Wein, dem Wasser und dem Saccharin 12 Minuten auf kleiner Flamme kochen. Die Birnen können heiß oder kalt serviert werden.

ORANGEN VALENCIANA

4 kleine, saftige Orangen
15 ml (1 EL) frischer Orangensaft
30 ml (2 EL) Orangenblütenwasser
Zimt, gemahlen

Die Orangen schälen, dabei die Früchte ganz lassen. Mit dem Orangensaft und dem Orangenblütenwasser begießen. Die halbe Schale einer Orange in feine Streifen schneiden und das Weiße entfernen. Kochen Sie die Streifen unter zwei- oder dreimaligem Wasserwechsel, bis sie weich sind. Die Früchte mit den Schalenstreifen garnieren und mit Zimt bestäuben.

MELONENSALAT

1/8 Wassermelone
1/8 Netzmelone

¹/₄ Cantaloupmelone
Himbeeren zum Garnieren

Die Melonenstücke in jeweils zwei Scheiben schneiden und schälen. Auf getrennten Tellern anrichten und mit einigen Himbeeren garnieren.

Einkaufslisten

Das Arbeitsleben bringt es häufig mit sich, daß es schwerfällt, stets für einen Vorrat an denjenigen Lebensmitteln, die zu Hause benötigt werden, zu sorgen. Nachstehende Listen sollen Ihnen helfen, sich mit allem einzudecken, was für die Walking-Diät gebraucht wird.

EINKÄUFE FÜR DEN VORRATSSCHRANK

Tomatenmark
rote Kidney-Bohnen
Chilibohnen
Thunfisch in Salzlake (Dose)
Venusmuscheln (Dose)
Reis: braun
    weiß
    Risotto
Teigwaren: Vollkorn-
    spaghetti
    Tortiglioni
    Bandnudeln
gehackte (oder geschälte)
    Tomaten
gelbe Gartenbohnen
Baked beans (weiße Bohnen
    in Tomatensoße)
Dosenlachs
getrocknete Kräuter-
    mischungen
Gewürzsträußchen
Kuskus
Zuckermais
Oliven

Tagliatelle
Nam-Pla-Fischsoße (erhält-
   lich in Geschäften, die
   orientalische Lebensmittel
   führen)
Tabasco- oder Chilisoße
Litschis
Koriander, gemahlen
Kümmel, gemahlen
Kurkuma, gemahlen
Cayennepfeffer, gemahlen
Zimt, gemahlen
schwarze Pfefferkörner
gemahlene Mandeln
Piniennüsse
Sonnenblumenkerne
Rosinen

Getreideflocken
Anchovis
Eier
Schwarzkirschen
Rhabarber
kalorienarmer Süßstoff
Orangenblütenwasser
Olivenöl
Sonnenblumenöl
Jodsalz
Meersalz
Mandelsplitter
Kürbiskerne
Sesamsamen
Sultaninen
Linsen

EINKÄUFE FÜR DEN KÜHLSCHRANK

entrahmte Milch
kalorienreduzierte
   Mayonnaise
Zitronen
Naturjoghurt
gekochter Schinken
Fetakäse

fettarmer Brotaufstrich oder
   Margarine
fettarmer Hüttenkäse
Limetten
marinierte Heringe
Schinkenspeck
fettarmer Cheddarkäse

EINKÄUFE FÜR DIE TIEFKÜHLTRUHE/DEN GEFRIERSCHRANK
(Viele dieser Waren können frisch gekauft werden,
doch wenn dies nicht immer möglich ist, legen Sie
einen tiefgefrorenen Vorrat an.)

Vollkornbrot
Erbsen
frischer Lachs
Putenbrustfilets
Makrelen
Garnelen
Lammhackfleisch
Wildbret
Filet- oder Lendensteak
Zuckererbsen

Vollkorn-Pittabrot
Puffbohnen
Hähnchenbrustfilets
Schwertfisch
Schweinefilet
Mönchsfisch bzw.
  Angelschellfisch
frische Sardinen
frischer Thunfisch
Himbeeren

EINKÄUFE BEIM OBST- UND GEMÜSEHÄNDLER
(nach Bedarf zu machen)

Brunnenkresse
Chicorée
Zucchini
Sellerie
Rote Bete
Kartoffeln
Paprikaschoten
Tomaten
Äpfel
Rhabarber

Melonen: Netz-
  Cantaloup-
  Wasser-
Feigen
Kräuter: Petersilie
  Minze
  Dill
  Basilikum
Birnen
Himbeeren

Zitronen
Blattsalat
Zwiebeln
Auberginen
Pilze
Spinat
Zuckermais
Fenchel
Knoblauch
Orangen

Erdbeeren
Trauben
Limetten
Mango
Karambole (Sternfrucht)
Ananas
Kiwi
Bananen
Nektarinen

VIERTES KAPITEL

Fett- und Ballaststofftabelle

Dieses Kapitel dient Nachschlagezwecken. Es nennt den Fett- und den Ballaststoffgehalt (pro 100 g) jener Lebensmittel, auf die in der Walking-Diät zurückgegriffen wird, sowie auch vieler anderer Lebensmittel, um Vergleichsmöglichkeiten zu bieten. Die Abkürzung beziehungsweise Symbole bedeuten

Sp   Spuren
()   Schätzwert
-     keine Angaben erhältlich

GEMÜSE

	Fett g	*Ballaststoffe* g
Artischocken, gekocht	Sp	-
Aubergine, roh	Sp	2,5
Blattgemüse, gekocht	Sp	3,8
Blumenkohl, roh	Sp	2,1
gekocht	Sp	1,8
Bohnen: Baked beans in		
Tomatensoße (Konserve)	0,5	7,3
Busch-, gekocht	0,5	7,4
Feuer-, gekocht	Sp	3,2
gelbe Garten-, gekocht	0,3	5,1

	Fett g	*Ballaststoffe g*
grüne Stangen-, gekocht	0,2	3,4
Kidney-, rot, roh	1,7	(25,0)
Puff-, gekocht	0,6	4,2
Soja-, roh	17,7	-
Brokkoli, roh	Sp	3,6
gekocht	Sp	4,1
Brunnenkresse, roh	Sp	3,3
Chicorée, roh	Sp	-
Eierkürbis, roh	Sp	(1,8)
Endivie, roh	Sp	2,2
Erbsen: frisch, roh	0,4	5,2
gekocht	0,4	5,2
gefroren, roh	0,4	7,8
gekocht	0,4	12,0
Konserve, Garten-	0,3	6,3
verarbeitet	0,4	7,9
getrocknet, gekocht	0,4	4,8
enthülst, getrocknet, gekocht	0,3	5,1
Kicher-, roh	5,7	(15,0)
Gurke, roh	0,1	0,4
Karotten: alt, roh	Sp	2,9
gekocht	Sp	3,1
jung, gekocht	Sp	3,0
Konserve	Sp	3,7
Kartoffeln: alt, gekocht	0,1	1,0
Brei (mit Margarine und Milch)	5,0	0,9
gebacken	0,1	2,5
gebacken (mit Schale gewogen)	0,1	2,0
geröstet (wenig Fett)	4,8	-
Chips (fett)	10,9	-

	Fett g	Ballaststoffe g
Chips, gefroren	3,0	1,9
gefroren, fritiert	18,9	3,2
neu, gekocht	0,1	2,0
Instant (Brei)	0,2	3,6
Crisps	35,9	11,9
Knoblauch, roh	0,3	-
Kohl: Früh-, gekocht	Sp	2,2
Herbst-, roh	Sp	3,4
gekocht	Sp	2,8
Rot-, roh	Sp	3,4
Weiß-, roh	Sp	2,7
Wirsing, roh	Sp	3,1
gekocht	Sp	2,5
Kopfsalat, roh	0,4	1,5
Kresse, roh	Sp	3,7
Kürbis, roh	Sp	0,5
Lauch, roh	Sp	3,1
gekocht	Sp	3,9
Linsen, enthülst, gekocht	0,5	3,7
Möhren (gelbe Rüben), gekocht	Sp	2,8
Paprikaschoten, grün, roh	0,4	0,9
gekocht	0,4	0,9
Pastinaken, roh	Sp	4,0
gekocht	Sp	2,5
Petersilie, roh	Sp	9,1
Pilze, roh	0,6	2,5
Radieschen, roh	Sp	1,0
Rosenkohl, roh	Sp	4,2
gekocht	Sp	2,9
Rote Bete, roh	Sp	3,1
gekocht	Sp	2,5

	Fett g	*Ballaststoffe g*
Sellerie: Knolle, gekocht	Sp	4,9
Stangen-, roh	Sp	1,8
gekocht	Sp	2,2
Spargel, gekocht	Sp	1,5
Spinat, gekocht	0,5	6,3
Tomaten: roh	Sp	1,5
gebraten	5,9	3,0
Konserven	Sp	0,9
Weinblätter	-	5,0
Weiße Rüben, gekocht	0,3	2,2
Zucchini, roh	0,4	-
Zuckermais: Kolben, roh	2,4	3,7
gekocht	2,3	4,7
Körner (Konserve)	(0,5)	5,7
Zwiebeln: roh	Sp	1,3
gekocht	Sp	1,3
gebraten	33,3	(4,5)
Frühlings-, roh	Sp	3,1

OBST

	Fett g	*Ballaststoffe g*
Ananas, frisch	Sp	1,2
Konserve	Sp	0,9
Äpfel: Eß-, nur das Fleisch	Sp	2,0
Koch-, roh, nur das Fleisch	Sp	2,4
ohne Zucker gebraten	Sp	2,5
ohne Zucker gekocht	Sp	2,1
Aprikosen: frisch, roh	Sp	2,1
ohne Zucker gekocht	Sp	1,7

	Fett g	*Ballaststoffe g*
getrocknet, roh	Sp	24,0
ohne Zucker gekocht	Sp	8,9
Avocados	22,2	2,0
Bananen, roh	0,3	3,4
Birnen: Eß-	Sp	2,3
Koch-, roh	Sp	2,9
ohne Zucker gekocht	Sp	2,5
mit Zucker gekocht	Sp	2,3
Brombeeren, roh	Sp	7,3
ohne Zucker gekocht	Sp	6,3
Datteln, getrocknet	Sp	8,7
Dörrpflaumen, roh	Sp	16,1
ohne Zucker gekocht	Sp	8,1
Erdbeeren, roh	Sp	2,2
Feigen: grün, roh	Sp	2,5
getrocknet, roh	Sp	18,5
ohne Zucker gekocht	Sp	10,3
Gelbe Pflaumen: roh	Sp	4,1
ohne Zucker gekocht	Sp	3,5
mit Zucker gekocht	Sp	3,1
Grapefruit, roh	Sp	0,6
Konserve	Sp	0,4
Guaven, Konserve	Sp	3,6
Himbeeren, roh	Sp	7,4
Johannisbeeren: schwarz, roh	Sp	8,7
ohne Zucker gekocht	Sp	7,4
rot, roh	Sp	8,2
ohne Zucker gekocht	Sp	7,0
Kirschen: Eß-, roh	Sp	1,7
Koch-, roh	Sp	1,7
ohne Zucker gekocht	Sp	1,4

	Fett g	*Ballaststoffe g*
Litschis, roh	Sp	(0,5)
Konserve	Sp	0,4
Mandarinen, roh	Sp	1,9
Mangos, roh	Sp	(1,5)
Melonen: Cantaloup-, roh	Sp	1,0
gelbe, Honig-, roh	Sp	0,9
Wasser-, roh	Sp	-
Moosbeeren, roh	Sp	4,2
Nektarinen, roh	Sp	2,4
Oliven, in Lake	11,0	4,4
Orangen, roh	Sp	2,0
Saft, frisch	Sp	0
Papaya, Konserve	Sp	0,5
Passionsfrucht, roh	Sp	15,9
Pfirsiche, frisch, roh	Sp	1,4
Pflaumen: Dessert-, roh	Sp	2,1
Kochzwetschgen, roh	Sp	2,5
ohne Zucker gekocht	Sp	2,2
Quitten, roh	Sp	6,4
Renekloden, roh	Sp	2,6
ohne Zucker gekocht	Sp	2,2
Rhabarber, roh	Sp	2,6
ohne Zucker gekocht	Sp	2,4
Rosinen, getrocknet	Sp	6,8
Stachelbeeren, grün, roh	Sp	3,2
ohne Zucker gekocht	Sp	2,7
Sultaninen, getrocknet	Sp	7,0
Trauben, blau, roh	Sp	0,4
weiß, roh	Sp	0,9
Zitronen, ganz	Sp	5,2
Saft, frisch	Sp	0

FISCH UND FISCHPRODUKTE

	Fett g	*Ballaststoffe* g
Weißfleischige Fische		
Französische Seezunge, roh	1,4	0
Heilbutt, roh	2,4	0
Kabeljau: roh, frische Filets	0,7	0
in Eierteig gebacken	10,3	0
in Milch pochiert		
(Butter beigefügt)	1,1	0
gedämpft	0,9	0
geräuchert, pochiert	1,6	0
Schellfisch: roh, frisch	0,6	0
gebraten	8,3	0
gedämpft	0,8	0
geräuchert, gedämpft	0,9	0
Scholle, roh	2,2	0
Fetter Fisch		
Anchovis, Konserve,		
in Öl, nur der Fisch	19,9	0
Forelle, Regenbogen-, gedämpft	3,8	0
Hering, roh	18,5	0
gegrillt	13,0	0
Kalifornische Sardinen,		
Konserve, in Tomatensoße	5,4	0
Kipper (Räucherhering)	11,4	0
Lachs: roh	(12,0)	0
gedämpft	13,0	0
Konserve	8,2	0
geräuchert	4,5	0
Makrele, roh	16,3	0
Sardinen: frisch, roh	8,6	0

	Fett g	Ballaststoffe g
Konserve, in Öl, nur der Fisch	13,6	0
Konserve, in Tomatensoße	11,6	0
Sprotten, gebraten	47,5	0
Thunfisch: frisch, roh	4,4	0
Konserve, in Öl	22,0	0
Konserve, in Lake	0,6	0
Andere Meeresfrüchte		
Austern, roh	0,9	0
Garnelen, gekocht	1,8	0
Herzmuscheln, gekocht	0,3	0
Hummer, gekocht	3,4	0
Kalmar, roh	0,8	0
Kammuscheln, gedämpft	1,4	0
Krabben, gekocht	2,4	0
Krebs, gekocht	5,2	0
in Dosen	0,9	0
Miesmuscheln	2,0	0
Scampi, gebraten	17,6	0
Schwertfisch, roh	4,0	0
Uferschnecken, gekocht	1,4	0
Wellhornschnecken, gekocht	1,9	0
Fischprodukte		
Fischfrikadellen, gebraten	10,5	0
Fischpaste	10,4	0
Fischstäbchen	12,7	0

FLEISCH UND FLEISCHPRODUKTE

	Fett g	*Ballaststoffe g*
Lamm: Keule, gebraten,		
mager und fett	17,9	0
nur mager	8,1	0
Koteletts, gegrillt, mager		
und fett	29,0	0
nur mager	12,3	0
Rippchen, gegrillt, mager		
und fett	30,9	0
nur mager	12,3	0
Rind: Hackfleisch, roh	16,2	0
Lende, gebraten, nur mager	9,1	0
Oberschale, gebraten, mager	4,4	0
Rumpsteak: gebraten,		
mager und fett	14,6	0
nur mager	7,4	0
gegrillt, mager und fett	12,1	0
nur mager	6,0	0
Schwein: mager, roh	7,1	0
fett, roh	71,4	0
Haxe, gebraten, mager		
und fett	19,8	0
nur mager	6,9	0
Kotelett, gegrillt, mager		
und fett	24,2	0
nur mager	10,7	0
Speck, mager, roh	7,4	0
fett, roh	80,9	0
Speckschnitten, gegrillt,		
nur mager	18,9	0

	Fett g	Ballaststoffe g
mittel, fett und mager	35,1	0
Geflügel und Wild		
Ente, gebraten, nur das Fleisch	9,7	0
Fleisch, Fett und Haut	29,0	0
Fasan, gebraten	9,3	0
Gans, gebraten	22,4	0
Hähnchen: roh, nur das Fleisch	4,3	0
Fleisch und Haut	17,7	0
gebraten, nur das Fleisch	5,4	0
Fleisch und Haut	14,0	0
Pute: roh, nur das Fleisch	2,2	0
Fleisch und Haut	6,9	0
gebraten, nur das Fleisch	2,7	0
Fleisch und Haut	6,5	0
Rebhuhn, gebraten	7,2	0
Waldhühner, gebraten	5,3	0
Wildbret, gebraten	6,4	0
Innereien		
Leber, Hühner-, roh	6,3	0
Nieren, Lamm-, roh	2,7	0
Fleischprodukte		
Beefburger, gefroren, roh	20,5	0
Corned beef	12,1	0
Leberwurst	26,9	0
Salami	45,2	0
Schweinefleischpastete	27,0	0
Wurst in Blätterteig	36,2	0
Würstchen, Rindsbratwurst, gegrillt	17,3	0
Schweinswürstchen, gegrillt	24,6	0
Wiener	25,0	0

GETREIDEFLOCKEN
UND GETREIDEPRODUKTE

	Fett g	*Ballaststoffe g*
Kleie (Weizen-)	5,5	44,0
Maisstärke	0,7	-
Mehl, Vollkorn- (100%)	2,0	9,6
weiß, ausgemahlen	1,2	3,4
mit Backpulver gemischt	1,2	3,7
Haferschrot, roh	8,7	7,0
Porridge	0,9	0,8
Reis, poliert, gekocht	0,3	0,8
braun, gekocht	1,1	1,5
Spaghetti, gekocht	0,3	-
Vollkorn, gekocht	0,9	4,0
Kuskus	1,0	-
Brot: Vollkorn-	2,7	8,5
Schwarz-	2,2	5,1
Weiß-	1,7	2,7
Brötchen: dunkel, knusprig	3,2	(5,9)
dunkel, weich	6,4	(5,4)
weiß, knusprig	3,2	(3,1)
weiß, weich	7,3	(2,9)
Croissant	20,3	2,5
Pittabrot	1,2	3,9
Frühstücksflocken: Vollkornkleie	5,7	26,7
Cornflakes	1,6	11,0
Müsli	7,5	7,4
Kekse: mit Schokoladenüberzug	27,6	3,1
mit Kremfüllung	16,3	(3,0)
Butterkekse, einfach	20,5	(5,5)
Schokolade-	24,1	3,5

	Fett g	*Ballaststoffe g*
einfache Kekse	12,5	(3,2)
Kuchen: Obst-, gehaltvoll	11,0	3,5
Biskuit, mit Fett	26,5	1,0
ohne Fett	6,7	1,0
mit Marmelade gefüllt	4,9	1,2
Doughnuts	15,8	-
Eclairs	24,0	-
Gebäck, Windbeutel	20,1	1,3
Blätterteig	40,5	2,0
Rosinenbrötchen	7,5	1,8
Teekuchen	14,6	2,1
Käse-	34,9	0,9
Pudding: mit Apfelstücken	6,9	2,5
Milch-	4,2	-
Brot und Butter	7,8	0,6
Creme Caramel	2,2	-
Eis, Milch-	6,6	-
Frucht-	8,2	-
Meringen	0	0
Pfannkuchen	16,3	0,9
Zitronenpastete mit Meringen	14,6	0,7
Zitronensorbet	Sp	0

MILCH UND MILCHPRODUKTE/EIER

	Fett g	*Ballaststoffe g*
Milch: Kuh-, frische Vollmilch	3,8	0
H-Milch	3,8	0
frisch, fettarm	0,1	0
kondensiert, vollfett, gesüßt	9,0	0
kondensiert, entrahmt, gesüßt	0,3	0
evaporiert, vollfett, ungesüßt	9,0	0
Butter, gesalzen	82,0	0
Sahne: einfach	21,2	0
Creme double	48,2	0
Schlagsahne	35,0	0
Käse: Brie	26,9	0
Camembert	23,2	0
Cheddar	33,5	0
fettarm	15,0	0
Danish Blue	29,2	0
Edamer	22,9	0
Feta (griechischer Schafskäse)	20,2	0
Gorgonzola	28,4	0
Gruyère (Greyerzer)	33,3	0
Parmesan	29,7	0
Roquefort	32,9	0
Stilton	40,0	0
Hüttenkäse	4,0	0
Rahmkäse	47,4	0
Schmelzkäse	25,0	0
Käseaufstrich	22,9	0
Frischkäse, natur	7,1	0
mit Früchten	5,8	0
sehr fettarm	0,2	0

	Fett g	*Ballaststoffe g*
Joghurt: natur	1,0	0
mit Obst	1,0	0
griechisch, Kuhmilch	9,1	0
Schafsmilch	7,5	0
Eier: ganz, roh	10,9	0
Eiweiß, roh	Sp	0
Eigelb, roh	30,5	0
gekocht	10,9	0
gebraten	19,5	0
pochiert	11,7	0
Omelett	16,4	0
Rührei	22,7	0

NÜSSE

	Fett g	*Ballaststoffe g*
Erdnüsse, frisch	49,0	8,1
geröstet und gesalzen	49,0	8,1
Erdnußbutter, glatt	53,7	7,6
Haselnüsse	36,0	6,1
Kastanien	2,7	6,8
Kokosnuß, frisch	36,0	13,6
getrocknet	62,0	23,5
Lambertsnüsse (Art Haselnuß)	64,0	10,3
Mandeln	53,5	14,3
Paranüsse	61,5	9,0
Pistazien	54,0	-
Walnüsse	51,5	5,2

FETTE UND ÖLE

	Fett g	*Ballaststoffe g*
Butter, gesalzen	82,0	0
fettarmer Aufstrich	40,7	0
Margarine, alle Sorten	81,0	0
Schweineschmalz	99,0	0
Pflanzenöle: Erdnußöl	99,9	0
Kokosnuß-	99,9	0
Maiskeim-	99,9	0
Oliven-	99,9	0
Sesam-	99,9	0
Sojabohnen-	99,9	0
Sonnenblumen-	99,9	0

ZUCKER, EINGEMACHTES, SÜSSIGKEITEN

	Fett g	*Ballaststoffe g*
Zucker, brauner Rohr-	0	0
weiß	0	0
Sirup, blasse Farbe	0	0
Honig, Wabe	4,6	-
im Glas	Sp	-
Marmelade, mit eßbaren Kernen	0	1,1
Marzipan – Mandelpaste	24,9	6,4
Orangenkonfitüre	0	0,7
Schokolade: Vollmilch	30,3	-
halbbitter	29,2	-
gefüllt	18,8	-
Bounty-Riegel	26,1	-
Mars-Riegel	18,9	-

	Fett g	*Ballaststoffe g*
Fruchtgummi-Bonbons	0	-
Lakritze	2,2	-
Pastillen	0	-
Pfefferminzbonbons	0,7	0
Toffees (Sahnekaramellen),		
gemischt	17,2	-

SOSSEN, SUPPEN, VERSCHIEDENES

	Fett g	*Ballaststoffe g*
Soßen		
Barbecuesoße	1,8	-
Braune Soße – in Flaschen	Sp	-
Brottunke	5,0	0,5
Chilisoße	0,6	-
Chutney – Apfel	0,1	1,8
French Dressing	73,0	0
Käsesoße	14,6	0,2
Mayonnaise, gewöhnliche	78,9	0
kalorienreduziert	28,1	-
Salatcreme, gewöhnliche	27,4	-
kalorienreduziert	17,2	-
Sojasoße, dunkel, dickflüssig	0,6	-
leicht, klar	0,5	-
Tomatenketchup	Sp	-
Tomatenmark	Sp	-
Suppen		
Gemüse-, Konserve	0,7	-
Hühnercreme-, Konserve	3,8	-

	Fett g	*Ballaststoffe g*
Linsen-	3,7	2,2
Minestrone, getrocknet, gekocht	0,7	0,5
Pilzcreme-, Konserve	3,8	-
Tomatencreme-, Konserve	3,3	-

Verschiedenes

Backpulver	Sp	-
Braunhefeextrakt (Marmite)	0,7	-
Currypulver	10,8	-
Essig	0	0
Gelatine	Sp	0
Hefe, getrocknet	1,5	(21,9)
Pfeffer	6,5	-
Salz, Tafelsalz	0	0
Senfmehl	28,7	-

FÜNFTES KAPITEL

Übungen für Walker

Die Klugen vertrauen, um Heilung zu finden, auf Leibesübung.

JOHN DRYDEN

Es ist wichtig, daß Sie vor jedem forcierten aeroben Gehen ein Aufwärmprogramm absolvieren, weil plötzliche kraftvolle Aktivität eine anomale Reaktion des Herzens verursachen kann. Außerdem besteht die Gefahr von Verstauchungen und Muskel-, Sehnen- oder Bänderrissen.

Die Muskeln arbeiten in entspanntem Zustand erheblich effizienter, infolgedessen wird es Ihnen wesentlich leichter fallen, Ihren Schritt zu finden, einen guten Walking-Rhythmus zu erreichen. Die im folgenden beschriebenen Aufwärm-Dehnübungen nehmen nur ein paar Minuten in Anspruch und sollten vor forciertem Walking stets durchgeführt werden. Sie entspannen den großen Muskel auf der Vorderseite des Oberschenkels (den Quadrizeps), die Beugemuskulatur auf der Rückseite des Oberschenkels, die Wadenmuskeln und die Achillessehnen. Auf diese Übungen folgen vier weitere Aufwärm-Dehnübungen (Stretching), die Sie machen können, wenn Sie Zeit dafür haben. An das Aufwärmstretching schließen sich zwanzig zusätzliche Dehnübungen an, die Ihnen zu größerer Beweglichkeit und Kraft verhelfen.

Walking ist eine ausgezeichnete Methode, die Hauptmus-
kelmasse des Körpers (zwei Drittel sind in den Beinen kon-
zentriert) zu trainieren – von der positiven aeroben Stärkung
des Herz-Kreislauf-Systems einmal ganz abgesehen. Um jedoch den ganzen Körper fit zu machen, müssen Sie alle seine
Hauptmuskelgruppen bewegen. Und genau dies bewirken
die Dehnübungen zur Steigerung der Biegsamkeit und Kraft.
Ein gutes Stretchtraining mehrmals wöchentlich ist die ad-
äquate Ergänzung zu Ihrem Walking-Programm und wird
Ihnen zum Aufbau dauerhafter Fitneß verhelfen.

Eine natürliche Funktion des Körpers ist die Biegsamkeit:
sich mühelos bewegen, dehnen und strecken zu können.
Wenn Sie jedoch über einen längeren Zeitraum vorwiegend
mit sitzenden Tätigkeiten beschäftigt waren und nicht an
Beuge- oder Streckbewegungen gewöhnt sind, dürften Sie
ziemlich steif sein und recht wenig Kondition haben. Sie sollten die Übungen zur Steigerung der Biegsamkeit beziehungsweise Beweglichkeit und zur Kräftigung deshalb vorsichtig
angehen. Natürlich dürfen Sie nicht erwarten, daß Sie alle
gezeigten Stellungen gleich von Anfang an erreichen, genausowenig wie es ein Irrtum ist zu glauben, gleich von Beginn an
fünfundvierzig Minuten lang aerob walken zu können.

Lassen Sie die Bewegungen auf natürliche Weise fließen;
führen Sie sie langsam und gleichmäßig aus; überdehnen Sie
sich nicht. Gleiten Sie behutsam in die Bewegungen hinein.
Strecken Sie sich bei jeder Übung langsam in die beschriebene Position, aber nur so weit, wie es für Sie angenehm ist.
Wenn Beschwerden auftreten, reduzieren Sie langsam oder
hören auf. Erscheint Ihnen die angegebene Zahl der Wieder-
holungen am Anfang zu hoch, verringern Sie sie auf ein Ihnen angenehmes Maß.

Genau wie nach dem aeroben Walking sollten Sie sich

nach diesen Übungen entspannt und belebt fühlen, aber keine Müdigkeit oder gar Schmerzen verspüren. Ist letzteres der Fall, haben Sie sich übernommen, zuviel versucht. Das Entscheidende bei den Übungen liegt darin, daß man sich allmählich in die Streckposition hineindehnt und die Bewegungen völlig natürlich ineinander übergehen läßt.

Sollten Sie unter einem spezifischen Rücken-, Halswirbel- oder anderen Problemen leiden, das einige der in diesem Kapitel beschriebenen Dehnübungen riskant erscheinen läßt, konsultieren Sie Ihren Hausarzt, bevor Sie damit beginnen – zeigen Sie ihm die Übungen und erbitten Sie seinen Rat.

Abkühlübungen nach dem aeroben Walking sind genauso wichtig wie das Aufwärmprogramm. Reduzieren Sie gegen Ende Ihres Walkings allmählich Ihre Gehgeschwindigkeit. Dadurch vermeiden Sie Steifheit nach dem Training, und die Gefahr eines nachfolgenden Muskelkaters wird erheblich verringert. Führen Sie nach der Rückkehr vom Walking die beschriebenen Abkühlübungen durch und beschließen Sie Ihr Training mit der Übung zur völligen Entspannung.

Aufwärm-Dehnungen – Schnellprogramm

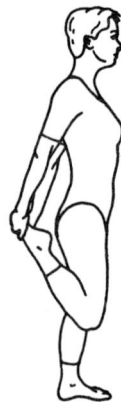

QUADRIZEPS-STRETCHING: Fassen Sie den rechten Fuß mit beiden Händen hinter dem Körper und ziehen Sie, bis Sie auf der Vorderseite des Oberschenkels Spannung spüren. Zehn bis 20 Sekunden halten und dann das Bein wechseln.

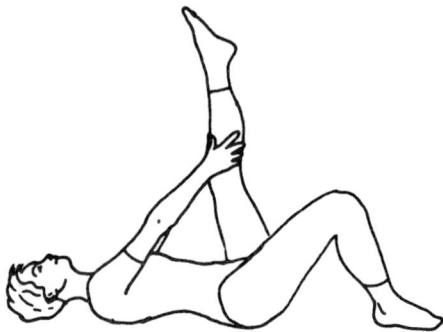

BEUGEMUSKULATUR-DEHNUNG IM LIEGEN: Beugen Sie das rechte Knie, den Fuß flach auf den Boden gesetzt. Beugen Sie das linke Bein und fassen Sie es behutsam unter dem Knie. Strecken Sie das Bein und ziehen Sie es vorsichtig zur Brust. Zehn bis 20 Sekunden halten, dann das Bein wechseln.

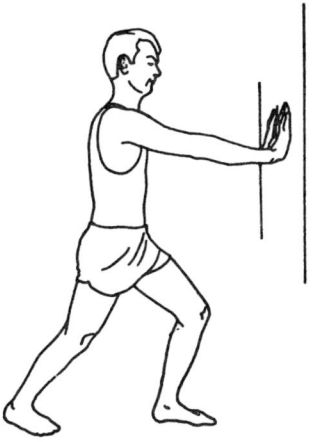

ACHILLESSEHNEN- UND WADENDEHNUNG: Stellen Sie sich an eine Wand und pressen Sie die Hände dagegen. Beugen Sie ein Knie nach vorn und halten Sie das andere Bein gestreckt. Zehn bis 20 Sekunden halten, dann das Bein wechseln.

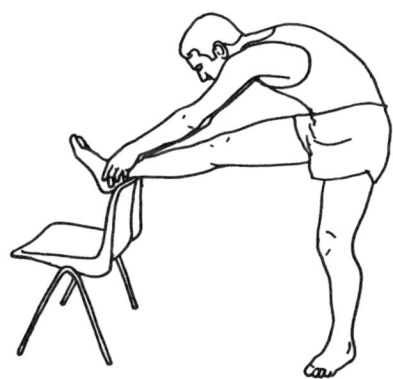

BEUGEMUSKULATUR-DEHNUNG IM STEHEN: Legen Sie das Bein parallel zum Boden auf einen Stuhl (oder ein Möbelstück) und strekken Sie die Arme zu den Zehen vor. Zehn bis 20 Sekunden halten, dann das Bein wechseln.

Weitere Aufwärm-Dehnübungen

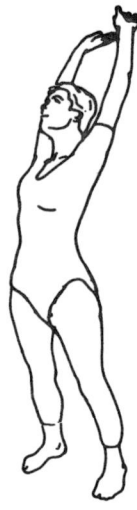

Strecken Sie die Arme über den Kopf. Lassen Sie den Kopf locker nach hinten rollen und dehnen Sie sich dann nach rückwärts, die Hüften vorge- schoben. Fünfmal wiederholen.

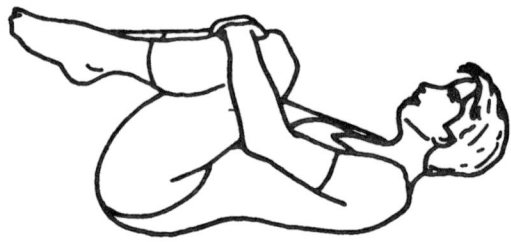

Legen Sie sich flach auf den Boden, den Bauch eingezogen, die Beine geschlossen ausgestreckt. Atmen Sie tief mit dem Bauch ein und ziehen Sie dabei die Knie Richtung Kopf. Fünfmal wiederholen.

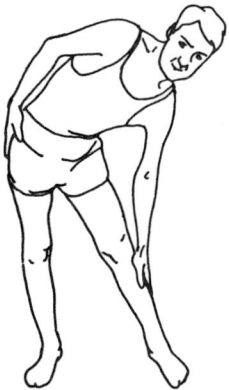

SEITENBEUGUNGEN: Spreizen Sie die Beine, neigen Sie sich zur Seite und schieben Sie die Hand am gestreckten Bein abwärts. Fünfmal wiederholen, dann das Bein wechseln.

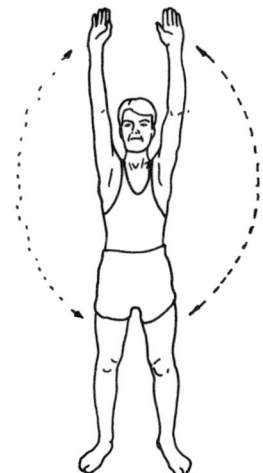

ARMKREISEN: Heben Sie die Arme in einer Kreisbewegung über den Kopf, lassen Sie sie dann nach außen und unten sinken, bis der Kreis vollendet ist. Einatmen, während die Arme sich nach oben bewegen, und ausatmen, wenn sie nach unten sinken. Fünfmal wiederholen.

Dehnübungen zur Steigerung
von Beweglichkeit und Kraft

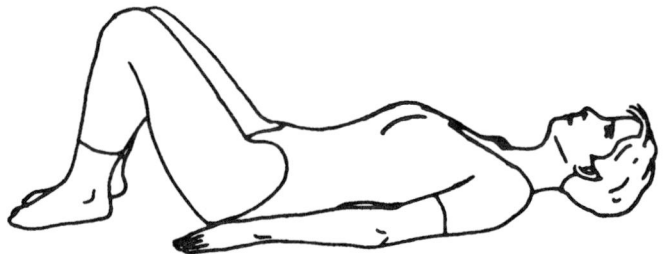

Legen Sie sich flach auf den Boden, die Knie angewinkelt, die Arme an der Seite ausgestreckt. Ziehen Sie den Bauch ein und atmen Sie zehn Sekunden lang tief aus dem Bauch ein.

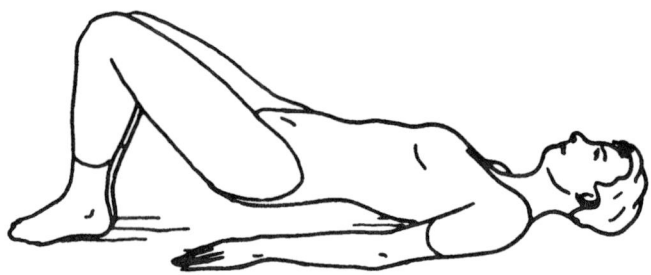

Heben Sie dann das Gesäß vom Boden, indem Sie die Gesäßmuskeln zusammenkneifen und die Bauchmuskeln spannen. Fünf Sekunden halten. Fünfmal wiederholen.

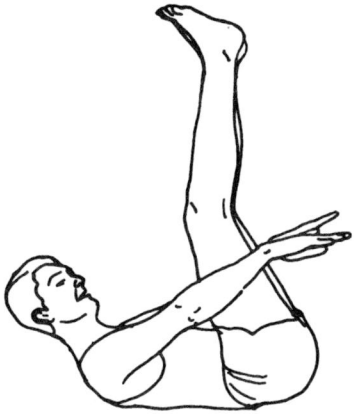

Legen Sie sich auf den Rücken, die Beine nach oben gestreckt, so daß die Fußsohlen zur Decke zeigen; die Knie gebeugt und die Arme an der Seite. Heben Sie mit Hilfe der Bauchmuskeln den Kopf und den Oberkörper. Atmen Sie aus, während Sie die Arme an den Oberschenkeln vorbei nach vorn strecken. Atmen Sie ein, während Sie den Oberkörper entspannt zurücksinken lassen, ohne daß jedoch der Kopf den Boden berührt. Fünfmal wiederholen.

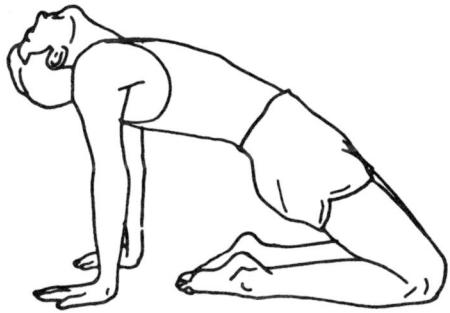

Knien Sie sich hin und setzen Sie sich auf die Fersen. Neigen Sie den Oberkörper nach hinten und stützen Sie die Hände hinter Ihren Füßen flach auf den Boden. Entspannen Sie den Hals und lassen Sie den Kopf zurückfallen. Spannen Sie die Gesäßmuskeln und schieben Sie den Bauch nach oben, so daß sich das Gesäß von den Fersen hebt. Fünfmal wiederholen.

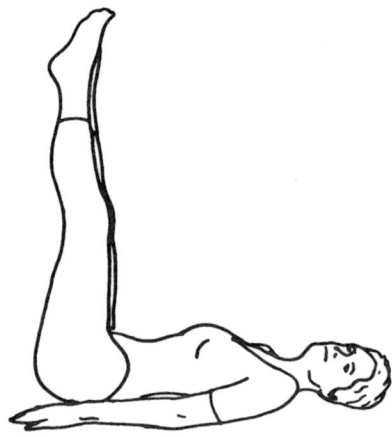

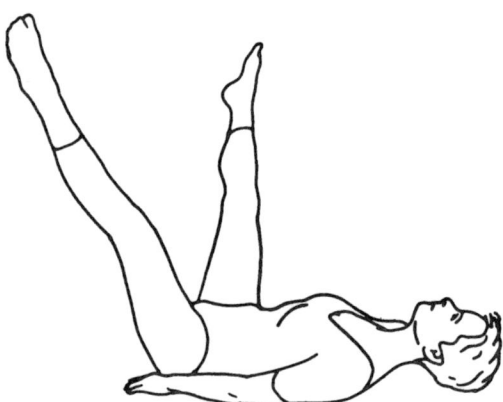

Legen Sie sich auf den Rücken, die Beine geschlossen, die Handflächen auf dem Boden. Heben Sie die Beine und spreizen Sie sie fünfmal. Senken Sie die Beine bis knapp über den Boden. Wiederholen Sie die Übung fünfmal, wobei Sie sich dazwischen entspannen.

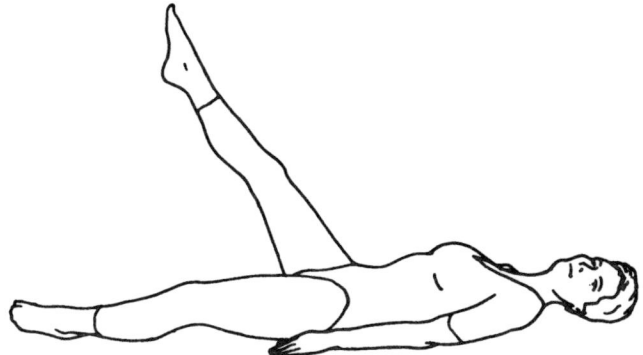

Legen Sie sich auf den Rücken, die Arme ausgestreckt. Heben und senken Sie die Beine langsam wechselweise. Zählen Sie sowohl beim Heben jedes Beins, während Sie die Position halten und auch beim Senken des Beines bis fünf. Fünfmal wiederholen, dazwischen entspannen.

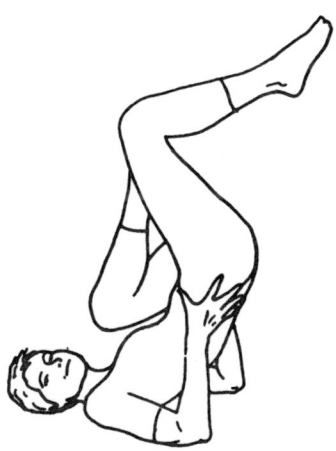

RADFAHREN: Legen Sie sich auf den Boden, heben Sie die Beine hoch in die Luft und stützen Sie die Hüften mit den Händen. Vollführen Sie Radfahrbewegungen, während Sie bis zehn zählen.

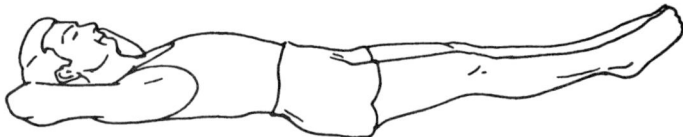

Legen Sie sich auf den Rücken, die Beine geschlossen, die Arme hinter dem Kopf verschränkt. Heben Sie die Beine, die gestreckt bleiben sollen, vorsichtig einige Zentimeter vom Boden. Fünf bis zehn Sekunden halten. Fünfmal wiederholen.

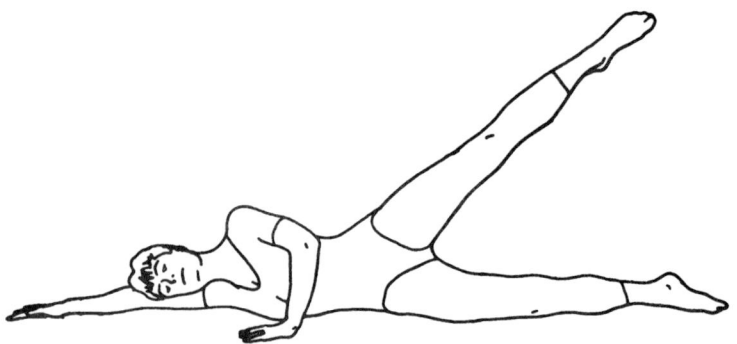

Heben Sie aus der Seitenlage das obere Bein aus der geschlossenen Position, so weit Sie können. Halten, bis fünf zählen, dann langsam senken. Fünfmal wiederholen.

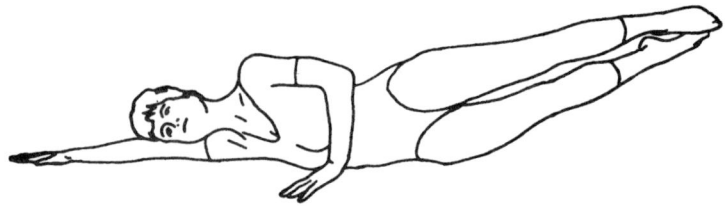

Heben Sie langsam die geschlossenen Beine. Halten, bis fünf zählen, dann langsam senken. Fünfmal wiederholen. Umdrehen und beide Bewegungen je fünfmal wiederholen.

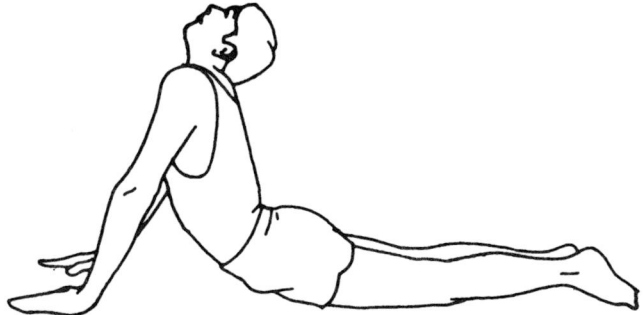

Legen Sie sich mit dem Gesicht auf den Boden, die Ellbogen gebeugt, die Hände aufgestützt. Strecken Sie die Arme, so daß Kopf und Brust ohne Anstrengung nach oben geschoben werden. Zehn Sekunden halten, dann entspannen. Fünfmal wiederholen.

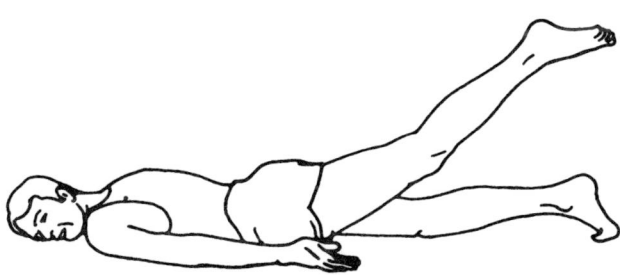

Legen Sie sich bäuchlings auf den Boden, die Hände an der Seite. Heben Sie das linke Bein langsam und senken Sie es wieder. Fünfmal wiederholen, dann das Bein wechseln.

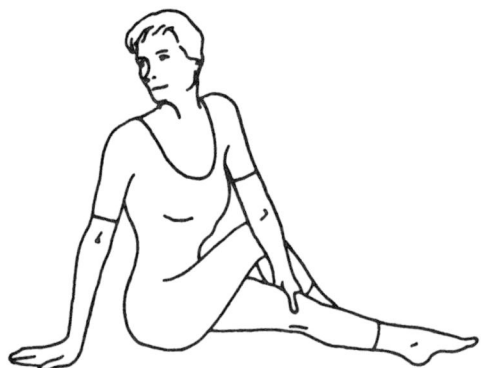

Setzen Sie sich hin, die Beine ausgestreckt. Stellen Sie den rechten Fuß über das linke Bein und die rechte Hand hinter sich. Halten Sie das linke Knie mit der linken Hand. Drehen Sie sich nun langsam nach rechts. Dehnen Sie den Körper und wenden Sie den Kopf so weit es geht nach rechts. Vollführen Sie drei solcher Drehungen und wechseln Sie dann das Bein: linken Fuß über rechtes Bein. Übung wiederholen.

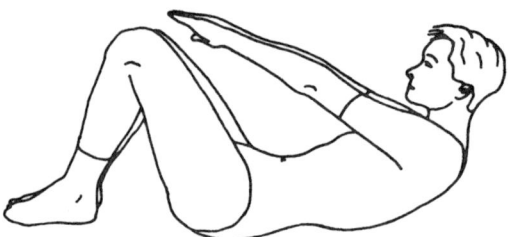

Legen Sie sich auf den Rücken, die Knie angewinkelt. Ziehen Sie behutsam den Oberkörper so weit es geht hoch; strecken Sie dabei die Arme zu den Knien. Halten, bis fünf zählen. Fünfmal wiederholen.

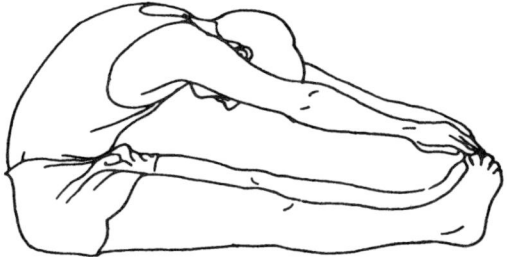

Setzen Sie sich auf den Boden, den Rücken gerade, die Beine geschlossen, und atmen Sie tief ein. Beugen Sie sich langsam nach vorn, so daß Ihre Finger die Zehen berühren. Atmen Sie aus und entspannen Sie sich dabei. Fünfmal wiederholen.

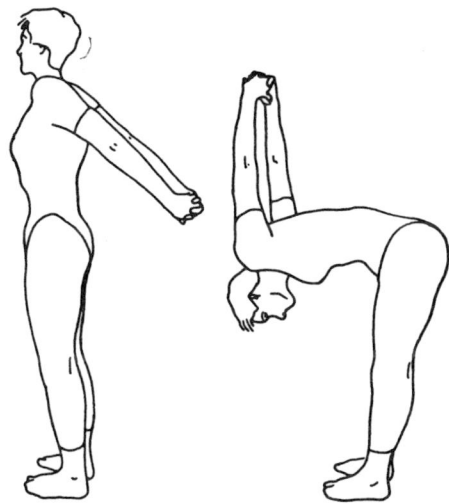

Spreizen Sie die Beine leicht und verschränken Sie die Hände hinter Ihrem Rücken, die Arme gestreckt. Heben Sie langsam die Arme, ohne sich nach vorn zu neigen. Lassen Sie ganz bewußt den Zug in den Brustmuskeln auf sich einwirken.
Beugen Sie sich nun nach vorn, die Hände weiter verschränkt. Lassen Sie den Kopf hängen und heben Sie die Arme so hoch wie möglich. Richten Sie sich auf. Fünfmal wiederholen.

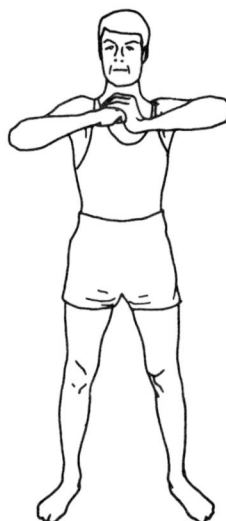

Ballen Sie die rechte Hand zu einer lockeren Faust und umschließen Sie
diese mit der linken Hand. Pressen Sie beide Hände gegeneinander. Bleiben
Sie in dieser Haltung, bis Sie bis zehn gezählt haben. Die Hände wechseln
und wiederholen.

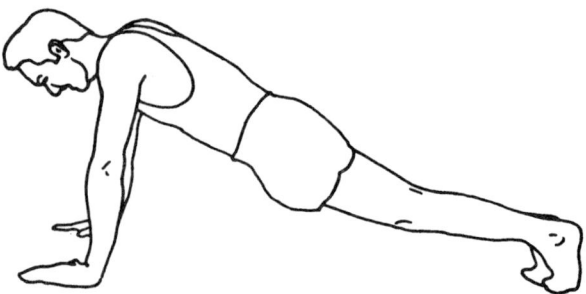

LIEGESTÜTZE: Legen Sie sich mit dem Gesicht auf den Boden, die Hände neben den Schultern flach aufgestützt und die Zehen angezogen.
Atmen Sie ein und schieben Sie sich dann, während Sie ausatmen, so hoch
wie möglich. Atmen Sie ein und lassen Sie sich auf den Boden sinken.
Fünf- bis zehnmal wiederholen.

Abkühlübungen

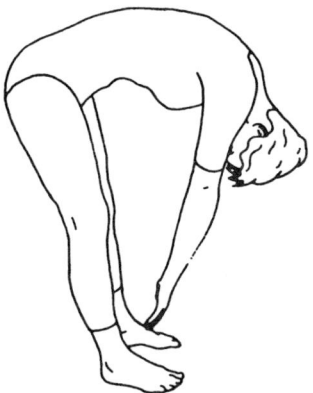

Beugen Sie sich aus der Taille nach vorn und atmen Sie aus. Lassen Sie die Arme locker hängen; richten Sie sich auf. Fünfmal wiederholen.

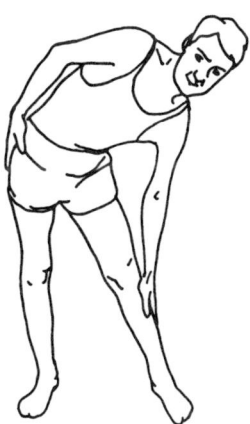

SEITENBEUGUNGEN: Neigen Sie sich mit gespreizten Beinen zur Seite und schieben Sie die Hand am Bein hinab. Fünfmal wiederholen, dann das Bein wechseln.

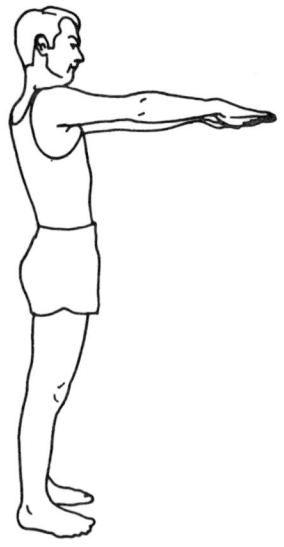

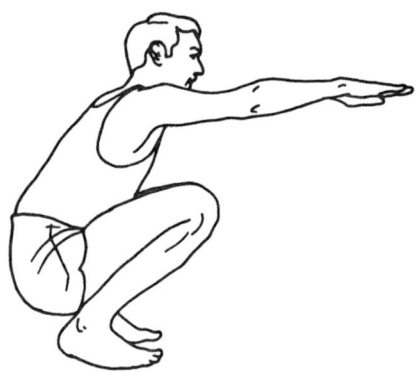

Gehen Sie aus dem Stand mit gestreckten Armen in die Hocke, die Arme
parallel zum Boden. Zehnmal wiederholen.

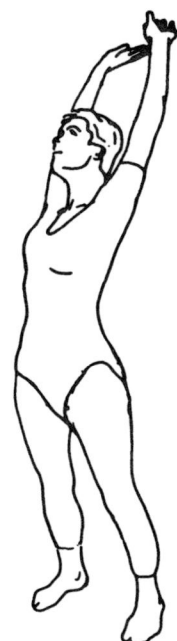

Spreizen Sie die Beine leicht. Atmen Sie ein, heben Sie die Hände und führen Sie sie hinter den Kopf zurück. Halten, bis Sie bis fünf gezählt haben. Fünfmal wiederholen.

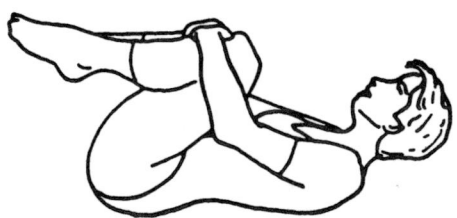

Legen Sie sich rücklings flach auf den Boden, die geschlossenen Beine ausgestreckt. Atmen Sie tief aus dem Bauch ein, ziehen Sie die Knie Richtung Kopf. Fünfmal wiederholen.

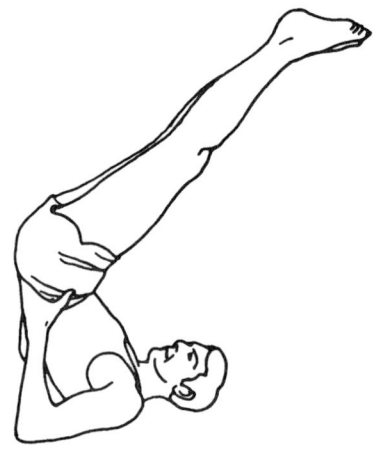

SCHULTERSTAND: Legen Sie sich auf den Rücken, die geschlossenen
Beine ausgestreckt. Heben Sie Körper und Beine über den Kopf, wobei Sie
die Hüften mit den Händen abstützen. Entspannen Sie sich und atmen Sie
normal. Ein bis zwei Minuten halten.

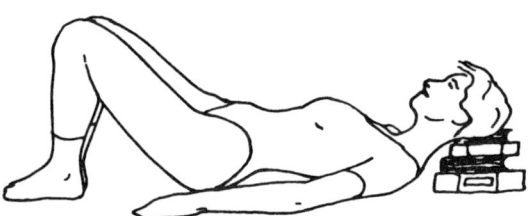

VÖLLIGE ENTSPANNUNG: Legen Sie sich flach auf den Rücken, die
Beine angewinkelt, die Arme an den Seiten. Stützen Sie den Kopf mit
einem etwa zehn Zentimeter hohen Bücherstapel. Atmen Sie tief aus dem
Bauch und konzentrieren Sie sich darauf, jeden einzelnen Körperteil zu
entspannen. Beginnen Sie bei den Zehen und sagen Sie zu sich: »Meine
Zehen sind ganz – vollkommen – entspannt.« Arbeiten Sie sich schrittweise
weiter nach oben: über die Beine, den Bauch, die Brust, den Rücken und
die Schultern zum Kopf. Gebrauchen Sie die gleichen entspannenden Worte, oder bedienen Sie sich Ihrer eigenen, persönlichen Version. Eine Übung
zur völligen Entspannung kann fünf bis 15 Minuten oder länger dauern.

SECHSTES KAPITEL

Mit Walking weg vom Streß

> Gehe und sei glücklich,
> Gehe und sei gesund.
>
> CHARLES DICKENS

Zu den größten Belastungen des Lebens in unserer heutigen westlichen Gesellschaft zählen:

1. Angespanntheit, Besorgnis, Streß;
2. zu langes tägliches Sitzen (eine sitzende Lebensweise).

Diese Probleme führen bei manchen Menschen zu der Ansicht, das moderne Leben sei eine Krankheit, die sich in besessener Arbeit, Ärger, Zynismus, Müdigkeit, einem unstillbaren inneren Hunger, übermäßigem Essen, Rauchen sowie Alkoholismus äußere. Tatsächlich sind dies oft Symptome einer inneren Unzufriedenheit mit der eigenen Person und mit der Welt.

Angespanntheit verspüren wir alle von Zeit zu Zeit: Unsere Muskeln haben sich verkrampft, unser Gehirn ist überarbeitet, wir sind erschöpft und überreizt. Angespanntheit ist eine Folgeerscheinung von Besorgnis, hinter ihr verbirgt sich die »Kampf-oder-Flucht«-Reaktion primitiven Überlebensverhaltens.

In frühgeschichtlicher Zeit rief Gefahr gewöhnlich Besorgnis hervor, und diese löste den Adrenalinschub aus für eine effektive Reaktion hinsichtlich der Entscheidung »Kampf oder Flucht«. Das erwies sich für unsere archaischen Vorfahren als vorteilhaft. Doch dem modernen Menschen in der industrialisierten westlichen Zivilisation wird die Wahl zwischen »Kampf« oder »Flucht« nicht leichtgemacht. Wie soll er eine Entscheidung treffen, wenn er sich in die Ecke gedrängt fühlt, der Situation unvorbereitet gegenübersteht und nicht weiß, was für ihn richtig ist?

Wir leben in einem Zeitalter der Ungewißheit – einer Epoche rascher Veränderungen, in der wir uns wachsendem Druck und einem eskalierenden Daseinskampf ausgesetzt sehen. Manche sprechen sogar von einer psychotoxischen Gesellschaft, in der Streß zum Hauptprotagonisten des Dramas geworden ist.

Streß ist nach wissenschaftlichem Dafürhalten heute die Todesursache Nummer eins in der westlichen Welt, und allein in Großbritannien entstehen der Wirtschaft aufgrund streßbedingter Arbeitsausfälle jährlich Kosten von zwei Milliarden Pfund. Als Folge von seelischer Gestreßtheit und Krankheit müssen britische Unternehmen jedes Jahr insgesamt 37 Millionen Arbeitstage auf der Verlustseite buchen, und eine Befragung erbrachte, daß Sorge und Streß als Ursache von 77 Prozent aller geistigen Störungen angesehen werden. In den USA belaufen sich, Schätzungen zufolge, die Kosten der Industrie für Arbeitsversäumnis, niedrige Produktivität, Krankheit und erhöhte Versicherungsprämien auf 75 Milliarden Dollar.

Mit Streß verbunden sind heutzutage nicht nur die Arbeit, eine Scheidung, die Pensionierung und der Verlust eines Angehörigen, sondern angeblich auch das Heiraten und der Urlaub. Ja sogar Diäthalten, körperliches Training und das Streben nach Fitneß rufen nervliche Anspannungen hervor.

Wir reden von »Streßbewältigung«. Wir absolvieren Meditationskurse, Seminare, die Streßlinderung oder positives Denken zum Inhalt haben. Manche Menschen fangen an, mit Gegenständen zu jonglieren; andere verbringen einen Teil ihrer Freizeit in Wellenbädern, um sich zu entspannen.

Die Hauptauslöser von Streß sind Sorge und emotionale Konflikte. Streßzustände drücken sich früher oder später in physischen Symptomen aus; sie verursachen Angespanntheit, schmerzende Gelenke, Kopf- und Rückenbeschwerden, Schlaflosigkeit und Depression.

Streß zerstört wichtige Vitamine und Mineralstoffe, außerdem schwächt er das Immunsystem des Körpers. Er löst Müdigkeit aus und führt zu negativen biochemischen Reaktionen in unserem Organismus. Beugt man diesen Veränderungen nicht vor, besteht die Gefahr einer Schädigung unseres Herz-Kreislauf-Systems, von Bluthochdruck, Schlaganfällen und anderen Krankheiten.

Läßt sich Streß vermeiden?

Welche Möglichkeiten haben wir, uns von Streß, den »tausend natürlichen Erschütterungen, die das Fleisch erbt«, wie SHAKESPEARE sich ausdrückte, freizuhalten?

Wir haben keine. Wir können Streß genausowenig ausschalten, wie wir es – sofern wir am Leben bleiben wollen – vermeiden können, zu atmen, zu essen oder zu trinken. Streß ist ein Bestandteil unseres Lebens. Streß – guter Streß – kann motivieren und stimulieren. Zum Problem wird er nur, wenn er uns – als schlechter Streß – über den Kopf wächst, außer Kontrolle gerät.

Schlechter Streß ist meist mit Sorge, Angst, Überarbeitung, Schlaflosigkeit, Langeweile, Kummer und negativer Selbsteinschätzung verknüpft. Erreicht er ein Übermaß, kann er zu einer schwächenden Erkrankung führen. Gutem Streß dagegen setzen wir uns aus, wenn wir uns herausfordernden Situationen gegenübersehen (neue Menschen kennenlernen, ein Bewerbungsgespräch führen, eine öffentliche Ansprache halten sollen) oder wenn wir uns antreiben, um bestimmte Dinge zu bewerkstelligen.

Das moderne Leben ist von Natur aus fragmentiert und spezialisiert. Dieses Problem entstand während der wissenschaftlichen Revolution im sechzehnten und siebzehnten Jahrhundert. Um dem Aufbau der Natur auf die Spur zu kommen, begann der Mensch alles zu sezieren, was ihm in die Finger kam.

Das Problem weitete sich mit der industriellen Revolution im späten achtzehnten und frühen neunzehnten Jahrhundert weiter aus, als die Landbevölkerung in zunehmender Zahl ihre Heimat verließ, um Arbeit in den Städten zu finden. Die Arbeitsteilung raubte dem Individuum oft die Befriedigung und das Selbstwertgefühl, denn es hatte den Eindruck, sich lediglich als Rädchen in einem großen Getriebe zu drehen.

Die beiden historischen Umwälzungen trugen einerseits zwar dazu bei, den Menschen auf den Mond zu bringen, und ihnen verdanken wir unter anderem auch lebensrettende Fortschritte in der Medizin, andererseits aber versetzten sie uns auch in einen Zustand der Selbstentfremdung und der innerlichen Distanz zu unseren Nachbarn sowie der Gesellschaft, in der wir leben. Streß ist nur eine der Äußerungen des seelischen Gleichgewichtsverlusts, den der moderne Mensch empfindet.

Der Philosoph PLATON vergleicht uns in seiner berühmten

Allegorie mit Gefangenen in einer Höhle; das, was diese als Wirklichkeit erachten, sind nur Schatten, die ein Feuer auf die Höhlenwand wirft.

Wir verbringen zuviel Zeit in unseren Köpfen, zuviel Zeit in Gebäuden, zuviel Zeit in Häusern und Autos.

Wir müssen nach draußen gehen, heraus aus unseren Köpfen, heraus aus den künstlichen Kokons, in die wir uns eingesponnen haben. Wir müssen hinaus ins Freie, dorthin, wo die Perspektive unverstellt ist und wir in die Ferne sehen, weiter als bis zu den Fenstern, den vier Wänden um uns und den Menschen, die sich darin aufhalten.

Statt danach zu trachten, den Streß loszuwerden, sollten wir uns bemühen, seine schädliche Wirkung zu neutralisieren. Ähnlich einem Seiltänzer wandeln wir täglich auf dem schmalen Grat zwischen gutem und schlechtem Streß. Manchen Menschen macht dies nichts aus, doch einer steigenden Zahl erwächst damit ein Problem – ein ausweg loses. Sie verlieren auf dem Grat das Gleichgewicht und stürzen ab.

Der sitzende Mensch unter Streß

Heute leben wir nicht nur in einer psychotoxischen, sondern auch in einer hypokinetischen Gesellschaft, die unter hypokinetischer Krankheit, resultierend aus zuwenig körperlicher Aktivität, dahindarbt.

Dr. HANS SELYE, ein Wiener Arzt, der in Montreal lehrte und starb, brachte den Ausdruck »Streß« in unsere wissenschaftliche Sprache ein. In seinem bekannten Experiment setzte er zehn »seßhafte« Laborratten blendenden Lichtern,

Elektroschocks und unaufhörlichem Lärm aus. Binnen eines Monats waren alle tot.

Danach trainierte er zehn Ratten regelmäßig auf einem Tretwerk und konfrontierte sie anschließend mit den gleichen stressigen Bedingungen. Nach einem Monat erfreuten sich sämtliche Tiere noch bester Gesundheit, und sie gediehen prächtig. Körperliche Aktivität hatte ihnen zu dem psychischen Vermögen verholfen, mit Streß fertigzuwerden.

Beim Menschen läßt sich, was das Training anbelangt, ein Paradoxon beobachten: Je intensiver er trainiert, desto mehr Energie steht ihm zur Verfügung. Der Körper scheint es zu mögen, gedehnt zu werden; er schaltet dann in den »Schnell-« oder in den »Schongang«. Regelmäßiges Dehnen und Strekken versetzt sowohl den Menschen als auch das Tier in die Lage, Streß zu bewältigen.

Weil jedoch überaus viele Menschen in der westlichen Gesellschaft als Sitzende ihr Dasein verbringen, verwundert es kaum, daß ihre Körper zunehmend stressigen Bedingungen, Herz-Kreislauf-Leiden, Erkrankungen der Atemwege und orthopädischen Problemen ausgeliefert sind. Einen Hund würden wir im allgemeinen nie und nimmer so behandeln wie uns selbst. Stellen Sie sich vor, wie es um Waldi stünde, wenn Sie ihn nur einmal in der Woche Gassi führten!

Wir müssen aus der Routine ausbrechen und jene Gewohnheiten beerdigen, die uns beherrschen und uns den Lebenssaft aussaugen. Der aus der Militärsprache kommende Ausdruck »exerzieren« bedeutet »wiederholt üben«. Er leitet sich vom lateinischen »exercere« her, und das heißt wörtlich: »herausholen/-führen«. Der eigentliche Sinninhalt von Üben oder Trainieren meint somit das Ausbrechen aus einem Zustand des Eingesperrtseins.

Einige Menschen versuchen Streß mit sportlichen Spielen

wie Squash, Golf, Tennis oder Bowling/Kegeln zu kompensieren; andere schwimmen oder nehmen Urlaub, um die Alltagsbelastungen für kurze oder längere Zeit zu vergessen. Diese Betätigungen heben zweifellos die Stimmung, das Problem bei allen ist jedoch, daß es sich meist um Start-Stopp-Aktivitäten handelt. Ihnen wohnt nicht die streßlindernde Wirkung inne, die von einem fortdauernden, flotten, rhythmischen Walking ausgeht.

Walking ist ein ganzheitliches Erlebnis. Walking löst die verwurzelten Muster von körperlicher Inaktivität und von Streß auf. Walking ist ein völlig natürlicher Ausdruck des menschlichen Körpers, physisch wie mental.

Walking – das ideale Training

Bei normalem Gehen erwandern wir die Welt mit einer Geschwindigkeit von bis zu 4,8 Kilometer in der Stunde. Strecken wir jedoch die Beine zu flottem aerobem Walking, steigern wir unser Tempo auf 5,5 bis 6,5 Stundenkilometer.

Unser Körper ist für Aktion und Bewegung geschaffen, nicht zum Sitzen, Stehen, Bummeln, Dahinschlendern. Wenn wir gehen, biegt sich unser Rückgrat bei jedem Schritt und federt wieder zurück. Unsere Füße funktionieren wie die Radaufhängung an einem Auto: Die Fußwölbung schluckt den Druck des Gewichts, wenn der Fuß mit dem Boden in Berührung kommt. Und wenn wir uns in Bewegung setzen, wird der Vorwärtszug unseres Rumpfs zum Motor, der uns mit Hilfe der Schwerkraft vorantreibt. Bei jedem Schritt schwingt erst das eine, dann das andere Bein aus dem Hüftgelenk, einem

»Kugellager«, während die Muskeln von Füßen, Beinen, Hüften, Rücken, Schultern und Hals rhythmisch zusammenarbeiten – ähnlich den Musikern eines Sinfonieorchesters.

Das Ganze läuft so natürlich ab wie der Flug eines Vogels oder die Fortbewegung eines Fischs im Wasser. Walking überanstrengt und zerrt die Muskeln und Bänder nicht, wie es beim Jogging geschehen kann; es überdehnt und überentwickelt die Beinmuskulatur nicht, wie es beim Radfahren möglich ist. Der Körper bewegt sich rhythmisch durch den Raum, genau so, wie er dafür vor drei Millionen Jahren erschaffen wurde.

Professor OWEN LOVEJOY, ein Anthropologe an der Kent State University in den Vereinigten Staaten, äußerte über das Gehen und seine Bedeutung in der Entwicklung des Menschen folgende Ansicht, die im *Scientific American* zitiert wird:

»Auf die Frage nach dem charakteristischsten Merkmal der menschlichen Rasse würden viele Menschen unser beeindruckendes Gehirn nennen. Andere würden vielleicht unsere Fähigkeit zur Herstellung und Verwendung raffinierter Werkzeuge erwähnen. Auch ein drittes Merkmal hebt uns heraus: unsere aufrechte Art der Fortbewegung, die sich nur bei uns Menschen und unseren unmittelbaren Vorfahren findet. [. . .] Die Entwicklung des aufrechten Gangs war vielleicht ein entscheidendes Auslöseereignis in der menschlichen Evolution.«

Bisher glaubten wir, der Mensch sei seit ein bis zwei Millionen Jahren in der Lage, sich in aufrechter Haltung fortzubewegen. Professor Lovejoy nimmt jedoch an, diese Fähigkeit könne sich bereits vor drei, möglicherweise sogar vor acht oder zehn Millionen Jahren herausgebildet haben, bei den ersten Hominiden. Warum nur setzt der *Homo sapiens* – nachdem die Evolution so schwer daran gearbeitet hat, den menschlichen Körper zu vervollkommnen – alles daran, das Rad zurückzudrehen und die vielen Jahre der entwicklungsgeschichtlichen Feineinstimmung ungeschehen zu machen?

Ein psychisch-physisches Tonikum

Flottes Walking vermag den Teufelskreis von Streß und Spannung, der zum Schreckgespenst des Lebens in unserem Jahrhundert geworden ist, zu durchbrechen. Aufgrund der rhythmischen Bewegung der Muskeln werden seelische und körperliche Angespanntheit gelöst und beseitigt, der Körper gelangt wieder in seinen natürlichen Gleichgewichtszustand. Dieses Rhythmusgefühl beschreibt TOM CHETWYND in seinem Buch »*A Dictionary of Symbols*«:

»Innere Unruhe, Auseinandersetzung, Verwirrung führen unmittelbar zum Walking. [. . .] Walking stellt das Gefühl des Gleichgewichts wieder her und beschert innere Ruhe. [. . .] ist in archetypischer Weise symbolisch. [. . .] der linke Fuß wechselt mit dem rechten ab, die bewußte Seite mit der unbewußten Seite, ein Wechsel erfolgt zwischen dem Herzen (dem Gefühlsleben, der weiblichen Seite) links im Körper und dem Verstand auf der rechten Seite, also zwischen gegensätzlichen Drücken, die in erster Linie Ursache der Unruhe waren. Die Aktion aufrechten Gehens, in einem Gleichgewicht wie eine vertikale Linie, wie die Weltachse, kann Bewußtsein und Unbewußtes, Geist und Materie vereinen, in einer Art, wie es das Denken nie vermag.«

Walking ist die perfekte Entspannungsmethode, mit der sich Spannung sowohl abbauen als auch vermeiden läßt. Im

Freien draußen, auf der Straße, finden Geist und Körper ihr
eigenes Zeitgefühl, sie unterliegen nicht länger dem Rhythmus, den ihnen die Umstände aufzwingen. Sie spielen nicht
mehr die zweite Geige in einem fremdbestimmten kakopho-
nischen Orchester; sie sind sich selbst überlassen. Im Freien
findet eine Solodarbietung statt.

Wenn Sie den Rhythmus und die Bewegung in Ihren Füßen, Waden, Oberschenkeln, Armen und Schultern spüren,
werden Sie beginnen loszulassen, sich wirklich zu entkramp-
fen und mit allem mitzufließen. Ihre sich von ganz allein
vertiefende Atmung wird in regelmäßigeren Bahnen verlau-
fen; Ihr Kreislauf wird reagieren, wenn frisch mit Sauerstoff
versorgtes Blut durch Ihren Körper fließt.

Negative Gefühle werden sich in nichts auflösen, während
Sie walken. Probleme, die an Ihrer Seele nagten, werden sich
plötzlich verflüchtigen. Der griechische Philosoph SOKRATES
sprach von der »gesegneten Frucht des Weinstocks, die große
Katastrophen in kleine Unannehmlichkeiten verwandelt«.
Das gleiche läßt sich vom Walking sagen. Es erfaßt die linearen Muster, denen ein großer Teil unseres täglichen Denkens
unterliegt, und ordnet sie neu in holistischer Weise. Dem
Schein nach unlösbare Probleme bleiben im ständigen, rhythmischen Fluß des Gehens weit zurück. Anspannung und
Streß gehören der Vergangenheit an.

Rhythmisches Atmen

Gehen ist etwas genauso Natürliches wie das Atmen, wie
umgekehrt gehört Atmen ebenso zum Leben wie das Gehen.

Ohne Atmen gibt es kein Leben, denn dieses ist eine Aufeinanderfolge von Atemzügen: angefangen vom ersten Luftholen des Neugeborenen bis zum letzten Seufzer des Sterbenden.

Wir vermögen eine Zeitlang zu existieren, ohne etwas zu essen; wir können einen kürzeren Zeitraum überbrücken, ohne etwas zu trinken – aber wenn wir nicht atmen, ist unser Leben nach einigen Minuten zu Ende. Was jedoch wirklich zählt, ist die Qualität unseres Atmens, und hier können wir einen wichtigen Beitrag leisten, um Geist und Körper zu helfen, sich von Anspannung und Sorge zu befreien.

Die Atmung vertieft sich während des Walkens zwar von selbst, aber wenn wir hauptsächlich mit der Brust atmen, nehmen wir weniger Sauerstoff auf als beim tiefen, rhythmischen Atmen mit dem Zwerchfell. Diese Art der Atmung ist Bestandteil von Meditations- und Yogaübungen.

Wirksames Atmen durch die Nasenlöcher zieht die Luft tief in die Lunge, weitet diese nach unten und zusammen mit der Brust nach außen aus. Sie atmen tief ein, indem Sie zuerst den Bauch herausstrecken. Dabei spüren Sie, wie sich beim Einatmen Ihr Unterleib, dann Ihr Oberbauch und schießlich Ihre Brust heben. Atmen Sie aus, indem Sie Ihren Bauch entspannen. Das mag sich anfangs seltsam anfühlen, aber so atmen die meisten von uns, wenn sie schlafen.

Langsames, tiefes, rhythmisches Atmen kann die Menge der Luft verdoppeln, die mit jedem Atemzug in Ihren Organismus gelangt. Zusammen mit flottem aerobem Walking ist es der erste Schritt zu vollständiger Entspannung und gesteigertem Bewußtsein. Intensives, gleichmäßiges Atmen belebt Sie neu. Die Muskeln werden sich entspannen, und der Geist wird klar werden, weil Anspannung und Streß verschwinden und Sie sich völlig loslassen.

Wenn Sie Ihre Walking-Geschwindigkeit steigern, möchten Sie vielleicht damit Ihre Atmung verknüpfen. Sie können beispielsweise einatmen, während Sie (innerlich) zählen – 1, 2, 3, 4, 5, 6, 7, 8 –, jeweils bei einem Schritt, und Ihr Einatmen über die acht abgezählten Schritte ausdehnen. Atmen Sie dann langsam durch die Nase aus, wobei Sie wie zuvor zu den einzelnen Schritten zählen: 1, 2, 3, 4, 5, 6, 7, 8. Legen Sie zwischen solchen gezählten Atemzügen ein Pause ein und fahren Sie dann nach Belieben damit fort. Experimentieren Sie: Möglicherweise stellen Sie fest, daß es für Sie besser ist, bis 4, 6 oder gar 10 zu zählen. Das Zählen der Atemzüge hilft Ihnen, sich auf einen einzigen Gedanken zu konzentrieren, und es erweist sich als wirksamer Streßlöser. Eingehender behandelt wird es im nächsten Kapitel: »Die Kunst des Walkings«.

Vielleicht wollen Sie das versuchen, was wir als Energieatmen bezeichnen. Es bringt Sie wirklich in Schwung, wenn Sie sich schlapp fühlen. Machen Sie dieselbe Übung wie zuvor, atmen Sie jedoch nicht durch die Nase aus, sondern durch den Mund. Atmen Sie durch die Nase ein, während Sie von 1 bis 8 zählen, dann durch den Mund aus, wobei Sie erneut von 1 bis 8 zählen.

Anspannung löst sich auch, wenn Sie sich, nachdem Sie zu Ihrem Gehrhythmus gefunden haben, darauf konzentrieren, nacheinander alle Körperteile zu entspannen. Beginnen Sie, indem Sie zu sich selbst sagen: »Meine Zehen entspannen sich . . . Meine Füße entspannen sich . . . Meine Beine entspannen sich . . .«, und arbeiten sich so weiter durch Ihren Körper nach oben, bis Sie Ihre Schädeldecke erreichen. Sagen Sie zu sich: »Die Anspannungen und Mühen des Tages fließen alle aus meinem Körper – ich bin völlig ausgesöhnt mit mir und der Welt . . . Ich fühle mich großartig.«

Lachen Sie nicht, das funktioniert wirklich! Es heißt »Autogenik«, was »selbsterteilte Anweisungen« bedeutet. Bekannt wurde es durch EMILE COUÉS Spruch: »Es geht mir jeden Tag in jeder Weise besser und besser und besser.« Heute ist das Verfahren sehr populär als Methode zum Erreichen tiefer Entspannung. In autogenen Zentren können Sie mehr darüber erfahren. Versuchen Sie es, aber gebrauchen Sie nicht meine Worte, sondern Ihre eigenen.

Die Antwort auf Streß

Mittlerweile sollten Sie daran gewöhnt sein, regelmäßig zu walken, um Ihre Gesundheit und Fitneß zu steigern und schlanker zu werden; und Ihnen dürfte nicht entgangen sein, welche Wirkung das Walking auf Sie ausübt, wie es Ihnen hilft, sich zu entspannen, unabhängig von der Tageszeit.

Dem Körper wohnen ureigene Rhythmen inne, die seine Temperatur, den Hunger, die Laune und die Wachheit regulieren. Sie erklären auch, warum die meisten Menschen am frühen Morgen schlapp und später am Tag viel wacher sind. Auf die Körperrhythmen können sich zahlreiche Faktoren auswirken: Nahrung, Trinken, Drogen oder Medikamente, Rauchen und Schlafmangel. Das ist die schlechte Nachricht. Die gute lautet, daß wir die Rhythmen unseres Körpers (unsere innere Uhr) mittels flottem aerobem Walking steuern können.

Walking am Morgen:
Gehen Sie zunächst fünfzehn bis dreißig Minuten aerob, wo-

bei Sie sich auf den vor Ihnen liegenden Tag vorbereiten. Auch wenn Sie nur zehn Minuten Zeit haben, werden Sie sofort spüren, wie entspannend es wirkt, aus dem Haus zu gehen, weg von Telefongeklingel, Menschen und dem Getriebe der Zivilisation. Sie werden spüren, wie Ihr Körper »in Gang« kommt, wenn er frischen Sauerstoffvorrat erhält, wie er als die leistungsstarke Maschine, als die er angelegt ist, zu arbeiten beginnt.

Walking gleich am Morgen läßt Ihre Körpertemperatur in die Höhe schnellen, gibt Ihnen ein Gefühl größerer Wachheit und vertreibt etwaige trübe morgendliche Stimmungen. Vor allem in der Frühe müssen Sie sich jedoch zuvor gründlich aufwärmen, und Sie sollten es etwas gemütlicher angehen lassen, also einige Minuten langsam trotten, bevor Sie auf ein flottes Tempo überwechseln.

Gehen Sie zur Arbeit, wenn Sie können, oder steigen Sie aus dem Bus, dem Zug oder der S-Bahn einige Stationen früher aus und bewältigen den Rest zu Fuß. Walken Sie an Ihrem Wohnort zu den Geschäften, statt ein Fahrzeug zu benutzen.

Walking am Nachmittag:
Oft bauen sich im Lauf des Tages Anspannung und Sorge auf. Flottes Walking zur Mittagszeit oder am Nachmittag kann sie lösen, so daß Sie sich für den Rest Ihres Arbeitstages erfrischt fühlen.

Entschließen Sie sich, statt in der Mittagspause herumzusitzen, zu einem flotten aeroben Spaziergang von mindestens zwanzig Minuten Dauer, und nehmen Sie danach ein leichtes Mittagsgericht aus der Walking-Diät zu sich. Es deutet vieles darauf hin, daß eine solche Übung den Appetit zügelt und eine Hilfe bei der Gewichtskontrolle ist.

Der Spätnachmittag kann die Zeit sein, in der Sie am meisten mit Sorgen zu kämpfen haben und müde oder lustlos sind, während der Arbeitstag sich dem Ende zuneigt. Falls Sie in der Nähe Ihres Arbeitsplatzes wohnen, sollten Sie nach Hause gehen. Fahren Sie mit einem öffentlichen Verkehrsmittel nach Hause, ist es besser, einige Haltestellen »abzuwalken«, bevor Sie einsteigen. Natürlich können Sie ebensogut einige Stationen früher aussteigen und den Rest der Strecke zu Fuß gehen.

Walking am Abend:
Möglicherweise haben Sie sich dafür entschieden, den größten Teil Ihres aeroben Walkings am Abend zu absolvieren. In diesem Fall sollten Sie noch vor dem Abendessen losmarschieren, damit Sie größtmöglichen Nutzen aus dem Training ziehen. Doch auch wenn Sie bereits die nötigen aeroben Kilometer für den Tag beisammen haben, sollte Sie nichts davon abhalten, eine abendliche Runde zu drehen, um über den Tag nachzudenken und die Ruhe zur Streßlösung zu benutzen.

Walking wirkt sich in beruhigender Weise auf Geist und Gemüt aus, und es lockert die Muskelspannung im Körper, die sich während des Arbeitstages aufgebaut hat. Nach abendlichem Walking müßte die Nacht Ihnen einen gesunden, ununterbrochenen Schlaf bescheren. Es gibt Hinweise darauf, daß Walking am Abend gegen Schlaflosigkeit hilft.

Walking-Pausen:
Wenn Sie das nächstemal Ihre Arbeit unterbrechen, um eine Kaffee- oder Zigarettenpause einzulegen, besinnen Sie sich eines Besseren und walken Sie statt dessen zehn Minuten. Nicht nur Ihr Körper wird es Ihnen danken – Koffein ist ein Stimulans, das die Anspannung steigert, und Nikotin ist ein

Gift –, sondern Sie werden sich danach tatsächlich einfach besser fühlen.

Walking mit Musik:
Manche Menschen nehmen zum aeroben Walking gern einen Walkman mit. Sie haben festgestellt, daß der Rhythmus bestimmter Arten von Musik ihnen hilft, ein regelmäßiges Tempo einzuhalten und einen Zustand tiefer Entspannung zu erreichen. Klassische Musik, Märsche, Swing, Country- und Popmusik können wirklich zur Lösung von Streß beitragen.

Der Geist ist ein menschliches Instrument, und bestimmte Arten von Musik beeinflussen erwiesenermaßen die geistige sowie die körperliche Gesundheit. Der Komponist MENDELS-SOHN sagte: »Musik läßt sich nicht in Worten ausdrücken, nicht weil sie unbestimmt ist, sondern weil sie präziser ist als Worte.« In Verbindung mit einem »Fahrplan« für aerobes Walking kann Musik dazu beitragen, daß der Streßkreislauf unterbrochen wird und innere Ruhe einkehrt.

Experimente haben ergeben, daß Barockmusik (komponiert in der zweiten Hälfte des siebzehnten und der ersten Hälfte des achtzehnten Jahrhunderts) eine besonders beruhigende und entspannende Wirkung auf den Geist ausübt.

Wie wohltuend und heilsam Musik – richtig genossen – wirken kann, erfahren Sie übrigens in dem Buch von Prof. Dr. CHRISTOPH RUEGER, »*Die musikalische Hausapotheke – für jedwede Lebens- und Stimmungslage von A bis Z*« (Ariston Verlag, Genf/München, 7. Auflage 1993).

Wenn Sie während des Walkings Musik hören, sollten Sie darauf achten, wohin Sie gehen. Sicher ist es keine gute Idee, in einem geschäftigen Stadtgebiet mit einem Kopfhörer unterwegs zu sein.

Walking mit anderen:
Mit einer anderen Person zu walken, ob diese aus dem
Freundeskreis oder der Nachbarschaft kommt, kann bewirken, daß aerobes Gehen rascher zur regelmäßigen Gewohnheit wird und sich nach einem anstrengenden Arbeitstag die
seelische Anspannung leichter löst. Der stetige Rhythmus des
Walkings befreit von Streß und macht den Kopf klar. Nur
wenn sich Geist und Körper auf diese Weise völlig entspannen, werden Probleme einfacher, und Lösungen zeichnen
sich ab.

Ein Sprichwort besagt, geteiltes Leid sei halbes Leid. Das
gleiche gilt für die alltäglich auftauchenden Schwierigkeiten.
Besprechen Sie sie beim Walking, und suchen Sie nach kreati-
ven Lösungen. Menschen, die Freunde haben, mit denen sie
über alles reden können, brauchen im allgemeinen keinen
Psychiater.

Es wurde einmal von einer wissenschaftlichen Institution
festgestellt, daß viele Leute wegen ehelicher und familiärer
Verpflichtungen das körperliche Training aufgeben mußten.
Menschen, bei denen dies der Fall ist, sollten es einmal mit
Walking versuchen. Es ist die einfachste aller Übungen und
am leichtesten zusammen mit anderen auszuführen. Walken
Sie mit Ihrem Ehepartner, Ihren Kindern und Ihren Ver-
wandten. Wie viele Probleme einer Familie oder eines Paares
ließen sich unserer Meinung nach einfach dadurch lösen, daß
man gemeinsam eine Walking-Runde dreht?! Haben Sie Konflikte mit Ihrem Ehepartner, Ihren Kindern oder Verwand-
ten, so organisieren Sie ein Familien-Walking. Im Freien
draußen verfügen Sie über die Zeit und den Raum, Schwierigkeiten in die richtige Perspektive zu rücken, und viele von
innen schrumpfen dann von selbst zur Bedeutungslosigkeit.

Walken Sie am Morgen, bevor die Anspannung zum Problem wird, und walken Sie mittags, um die Angespanntheit des Vormittags zu lösen. Walken Sie am frühen Abend vor dem Essen, und walken Sie vor dem Schlafengehen. Der niederländische Humanist ERASMUS VON ROTTERDAM pflegte zu sagen: »Gehe vor dem Abendessen ein bißchen; tue nach dem Abendessen das gleiche.« Walken Sie allein oder zusammen mit anderen. Walken Sie, zu welcher Tageszeit auch immer, wegen der Freude und der Entspannung, die Ihnen solches flottes Gehen beschert. Unter welchem Gesichtspunkt Sie das Walken auch betrachten, es ist die beste Streßtherapie.

SIEBTES KAPITEL

Die Kunst des Walkings

Zu Fuß und leichten Herzens begebe ich mich auf die Landstraße,
Gesund, frei, die Welt vor mir,
Der lange braune Pfad vor mir führt hin, wo immer ich will.

Fortan erbitte ich kein Glück, ich selbst bin Glück,
Fortan winsle ich nicht mehr, schiebe ich nichts mehr auf,
brauche ich nichts,
Schluß mit Beschwerden vom Drinnensein, Büchereien,
verdrossenen Kritiken,
Stark und zufrieden wandere ich auf der Landstraße fürbaß.

WALT WHITMAN, *»Grashalme«*

Wir alle bedürfen von Zeit zu Zeit einer Erneuerung und
einer Bestandsaufnahme dessen, wer wir sind und wohin wir
streben. Dies läßt sich auf mannigfache Art bewerkstelligen.
Manche Menschen wenden sich der Religion und dem Gebet
zu, andere wiederum östlichen Methoden wie dem Yoga und
dem Zen-Buddhismus. Und nicht wenige suchen Erleuch-
tung in der Tiefenpsychologie sowie in der Kunst.

In einem früheren Kapitel dieses Buches führten wir den
griechischen Ausdruck *»Diaita«* ein und deuteten an, daß
Gesundheit und Fitneß weit mehr beinhalten als extreme
Diät und Übungsprogramme; tatsächlich manifestiert sich

in ihm eine Lebensweise. Wir haben untersucht, wie man einen leistungsfähigen, gesunden Körper und Geist erlangt, den wir uns alle wünschen. Aber im Leben geht es zweifellos um mehr als einen gesunden Geist in einem gesunden Körper.

»Erkenne dich (selbst)«, sagte der griechische Philosoph SOKRATES. »Wenn ich nicht ich selbst bin, wer bin ich dann?« fragte der amerikanische Schriftsteller und Philosoph THOREAU, der das Gehen liebte.

Die längste Reise, die wir je unternehmen, ist jene, die ins Innere führt. Wir können auf eine der traditionelleren Methoden zurückgreifen, um zu größerer Selbsterkenntnis zu gelangen und den tieferen Sinn des Lebens aufzuspüren, oder wir besinnen uns auf unsere eigenen Möglichkeiten und praktizieren die weiter vorne beschriebenen Übungen teilweise oder allesamt. Wichtig ist dabei vor allem die grundlegende Einsicht, daß wir auf diese Reise gehen müssen, wenn wir ein ganzes, unversehrtes Wesen sein wollen.

Manche Menschen beten, andere meditieren oder führen Yogaübungen aus, um sich auf die Reise nach innen vorzubereiten. Eines aber ist bei allen eine Grundvoraussetzung: völlige Entspannung, das heißt ein Loslösen von quälenden Gedanken und dem ganzen Durcheinander, das den Geist beherrscht.

Wo aber fangen wir am besten an?

»Der Weg hinaus führt durch die Tür.« (LAOTSE)

Walking-Meditation

Wenn Sie erst einmal an sich selbst festgestellt haben, welche wohltuende Wirkung von aerobem Walking im Hinblick auf Gesundheit, Fitneß und Schlankheit ausgeht, wollen Sie bestimmt auch die zusätzlichen Gewinne entdecken, die inneres Walking bringt.

Inneres Walking ist gleichbedeutend mit Walking-Meditation und beginnt mit Entspannung sowie dem Gefühl des Los- oder Lockerlassens. Doch es hat nichts mit Zielen irgendwelcher Art zu tun. Während das aerobe Walking Ihre Fitneß steigert, Ihr Herz-Kreislauf-System stärkt und Sie schlanker macht, verhilft Ihnen das innere Walking zu tieferer Selbsterkenntnis, besserer Konzentrationsfähigkeit und größerer Heiterkeit.

Die Walking-Meditation können Sie anwenden, um das Netz, gewoben aus quälenden Gedanken und Angespanntheit, zu zerreißen. Sie können sich ihrer bedienen, um sich in Ihrer eigenen Erfahrung zu zentrieren und sich einen Überblick über das zu verschaffen, was innen vorgeht – was wirklich vorgeht, nicht das, was nach Ihrer Meinung geschieht. Die Walking-Meditation verleiht Ihnen die Kontrolle über Ihr Leben.

Und wie funktioniert sie?

Es gibt ein Sprichwort, demzufolge der Geist einem betrunkenen Affen gleicht. Denken Sie nur einmal kurz an den täglichen Verkehr von Tönen, der sich in Ihrem Kopf abspielt: ab der Minute, in der Sie aufwachen, bis zu dem Moment, in dem Sie einschlafen. Vergegenwärtigen Sie sich die ständigen Stimmenklänge in Ihrem Geist, die einem endlos ablaufenden Film als Tonspur unterlegt scheinen.

So sieht es also die meiste Zeit über in unserem Kopf aus. Und nun stellen Sie sich vor, wie es wäre, wenn Sie dieses Geschehen verlangsamen könnten und sich Ihnen das Gefühl vermittelt: Ich bin in der Lage, das alles zu kontrollieren, und lasse es einfach nicht zu, daß dieser Mechanismus mich kontrolliert.

Der Schlüssel zur Walking-Meditation liegt darin, Ihren Geist dauerhaft auf das zu konzentrieren, was Sie tun. Vielleicht schaffen Sie das, indem Sie einfach eine Weile walken, so daß ein Gefühl tiefer Entspannung die Oberhand gewinnt und die von Ihnen angestrebte Konzentration hervorruft. Vielleicht wollen Sie eine der traditionellen Meditationsmethoden anwenden, um die nötige Konzentration zu erlangen. Sie könnten versuchen, Schritte beziehungsweise Atemzüge zu zählen oder sich eines Mantras, wie es auf Seite 219 beschrieben wird, zu bedienen.

Das Zählen der Schritte ist eine sehr einfache Methode, um im Hier und Jetzt zu bleiben, statt ständig abzuschweifen. Sie können bis zehn, zwanzig oder hundert zählen, entweder vor- oder rückwärts, und immer wieder von vorn beginnen. Wenn dies zur Gewohnheit wird, probieren Sie folgende Methode:

1. Zählen Sie die ersten sieben Schritte.
2. Beginnen Sie beim nächsten Schritt wieder mit eins und zählen Sie bis acht.
3. Beginnen Sie dann beim nächsten Schritt erneut mit eins und zählen Sie bis neun.
4. Fahren Sie in dieser Weise fort, bis Sie bei zwölf angelangt sind.
5. Wiederholen Sie den ganzen Ablauf von Anfang an, sooft Sie wollen.

Auch das Zählen der Atemzüge ist eine einfach auszuführende Meditationsübung. Zählen Sie während des Gehens jedes Ausatmen, von eins bis zehn und wieder von vorn. Wenn Sie sich dies angewöhnt haben, sollten Sie, statt sich einfach nur mit den Atemzügen zu beschäftigen, irgendeinen Laternenpfahl oder Baum auswählen, der in mehreren hundert Metern Entfernung an Ihrem Weg steht, und Ihre Atemzüge bis zu Ihrem Eintreffen dort zählen. Dies hilft Ihnen, den »Geist zu verankern« und das Bewußtsein zu konzentrieren.

Die Verwendung eines Mantras ist ebenfalls eine beliebte Meditationsmethode. Dabei handelt es sich um ein Wort oder einen Satz, dessen Wiederholung Ihnen die Konzentration Ihres Bewußtseins ermöglicht. »Om« dürfte das bekannteste Mantra sein; es bedeutet angeblich »die ewige Welt« und soll der Grundton des Universums sein. Alle Wörter oder Sätze, die Sie während des Gehens für sich wiederholen, erfüllen den gleichen Zweck. Doch Sie sollten etwas auswählen, das für Sie Bedeutung hat. Einige Menschen gebrauchen Wörter wie »Liebe« und »Frieden«, andere Sätze wie: »Sei stille und wisse, daß ich Gott bin«, oder: »Liebet einander.«

Die einfachste Art der Walking-Meditation besteht darin, sich auf seine Körperbewegungen zu konzentrieren: Erleben Sie bewußt das Gewicht Ihrer Ferse, wie sie auf dem Boden aufsetzt, und das Federn Ihrer Zehen, wenn Ihre Beinmuskulatur Sie vorwärtstreibt. Spüren Sie den Rhythmus Ihrer Arme und die Bewegung Ihres Kopfes. Registrieren Sie alle Sinneseindrücke, die Sie empfangen. Empfinden Sie die Ruhe in der Bewegung.

Bei der Meditation geht es um eine Steigerung von Bewußtheit, Konzentration und Selbsterkenntnis. Ob Sie sich einfach ganz natürlich durch Entspannung in den meditativen Zustand gleiten lassen oder einige der obigen Methoden

anwenden – folgen Sie dem Strom, der Sie voranträgt. Wenn
Sie merken, daß Ihr Geist abschweift, lenken Sie ihn behutsam zu der Aufgabe zurück, Sie immer tiefer in Ihr Inneres
zu versetzen. Finden Sie für sich einen Walking-Rhythmus,
der Ihnen zusagt, und bleiben Sie dabei.

Machen Sie die Meditationsübung, solange Ihnen danach
ist. Sie arbeiten nicht auf ein Ziel hin, sondern versuchen
lediglich, sich zu entspannen und Ihren Geist zu konzentrieren. Wenn Sie erst einmal auf dieser Stufe angelangt sind,
werden Sie auch fähig sein, sich dem Tumult des täglichen
Lebens jederzeit nach Belieben zu entziehen.

Eine andere Form der Walking-Meditation ist Denk-
Walking: Walking, das Ihnen bei der Lösung eines Problems
helfen soll. Schriftsteller, Künstler, Philosophen und andere
kreative Menschen aller Art inspirieren sich mittels des
Denk-Walkings für ihre Arbeit. Sie sprechen von der magi-
schen Wirkung des Walkings und davon, daß es fast wie eine
Droge wirkt: dank seiner befreienden Wirkung auf den Geist,
dessen schöpferische Denkprozesse es aktiviert. Der schwin-
gende, rhythmische Bewegungsablauf des Walkings löst Anspannung und Besorgnis und ermöglicht dadurch dem Geist,
seine ganze Aufmerksamkeit auf den Akt des Denkens zu
konzentrieren – in einer Weise, wie sie zum Beispiel das Sitzen auf einem Stuhl nie bewirken kann. Probieren Sie es aus.
Wenn Sie das nächstemal ein Problem haben, nehmen Sie es
mit zum Walking und lassen Sie Ihren ganzen Körper und
Geist in Aktion treten, um es für Sie zu bewältigen. Sie werden staunen. Scheinbar unüberwindliche Schwierigkeiten
werden einfach als klein und unbedeutend zurückbleiben.
Und wenn Sie persönliche Probleme haben, die Sie mit einer
anderen Person klären wollen, so bitten Sie diese, doch mit
Ihnen eine Runde zu drehen. Sie werden feststellen, daß es

nur wenige Probleme gibt, die sich während eines halbstün-
digen flotten Marschs, bei dem man sie durchspricht, nicht
aus der Welt räumen lassen.

Warum ist das so? Walking steigert, wie wir bereits erwähnt haben, die Sauerstoffzufuhr für unseren gesamten
Körper. Dies macht Walking zu einer aeroben Aktivität. Die
bessere Sauerstoffversorgung unseres Gehirns stimuliert die
Denkprozesse und befähigt uns, die Dinge klarer zu sehen
und so in die richtige Perspektive zu rücken.

Neben dem Denk-Walking gibt es auch das Gegenteil: das
denkfreie Walking – Zen-Walking. Dabei soll man, statt sich
geistig bewußt mit Problemen zu beschäftigen, während des
Gehens nichts denken, das Bewußtsein mit Bedacht leeren,
um dem Unbewußten zu erlauben, die Kontrolle zu über-
nehmen und das Problem zu beseitigen.

Probieren Sie es aus. Gehen Sie vor dem Walking das
Problem, das einer Klärung bedarf, im Geist durch – und
vergessen Sie es dann. Gestatten Sie Ihrem Bewußtsein, sich
zu entspannen und das Problem zurückzustellen. Setzen Sie
kein Zeitlimit für dessen Klärung; der Zeitpunkt dafür wird
irgendwann dasein. Das Unbewußte wird im Hintergrund
weiterwirken, und Sie werden feststellen, daß die Lösung
ganz plötzlich und unerwartet auftaucht. Das kann bei Ihrem
nächsten Walking geschehen oder auch am folgenden Tag.
Das Wann ist unwichtig.

Diese Art der Problembewältigung basiert auf der kreati-
ben Gabe, durch Zufall glückliche und unerwartete Entdek-
kungen zu machen. Bei der Arbeit am vorliegenden Buch
bedienten wir uns oft des Denk- oder des Zen-Walkings, um
mit einem bestimmten Schreibproblem fertig zu werden oder
wieder in Schwung zu kommen, wenn wir uns festgefahren
hatten. Ein flottes Walking verschaffte uns häufig den ent-

sprechenden Geistesblitz und ermöglichte es uns, weiterzumachen.

Rhythmen der Veränderung

Der Orchesterdirigent SIR THOMAS BEECHAM sagte einmal,
Musik befreie uns von der Tyrannei des Bewußtseins. Das
gleiche läßt sich auch in bezug auf Walking konstatieren.
Dem rhythmischen Effekt des Walkings wohnt etwas Musi-
kalisches inne, und der gleichmäßige Takt, in dem der rechte
und der linke Fuß abwechselnd aufsetzen, trägt zur Verflüch-
tigung und Auflösung der negativen Muster von Inaktivität
und Streß bei.

Walking befreit uns von der Diktatur des Bewußtseins; es
hilft uns, in unser Inneres zu blicken, uns selbst klarer zu
sehen, unabgelenkt vom Lärm und von den Zerstreuungen
des modernen Lebens. Inneres Walking ist eine natürliche
Therapie, es fördert das Gefühl des Friedens und des Rhythmus, das wir alle in unserem Leben brauchen.

Rhythmus umgibt uns allenthalben: Er durchdringt das
Universum und die Welt der Natur. Die moderne Physik
betrachtet Materie als etwas, was sich »in ständiger tanzender
und vibrierender Bewegung befindet, deren rhythmische
Muster durch molekulare, atomare und nukleare Strukturen
bestimmt werden« (FRITJOF CAPRA, »*Tao der Physik*«). Einige
Mystiker, Philosophen und Dichter sehen die Welt genau so:
als dynamisches Universum, das sich bewegt, vibriert und
tanzt. Wenn wir walken, bewegen wir uns, vibrieren und
tanzen mit dem Universum.

Der Komponist GUSTAV MAHLER erzählte, daß er einmal bei
einer neuen Sinfonie einfach nicht weiterkam. Wochenlang
steckte er fest. Wie hart er auch arbeitete, wie sehr er sich
auch bemühte – in ihm stiegen keine Töne auf. Eines Tages
ruderte ihn jemand über einen See. Der Takt und die Bewegung der durchs Wasser gleitenden Ruder ließen vor seinem
geistigen Auge unversehens Rhythmen entstehen, und er ver-
nahm die Klänge für den Beginn des nächsten Satzes.

Flottes Gehen vermag das gleiche zu bewirken. Bei einiger
Übung, wenn Sie einmal in Rhythmus gekommen sind und
wenn Sie beginnen, sich wirklich loszulassen und zu entspannen, kann das Walking in einen Meditationszustand übergehen, der jenem des Yoga und anderer Disziplinen sehr nahe
kommt.

Ich gehe, also bin ich. Ich benutze das innere Walking, um
mit mir selbst zu sein: wegzukommen vom Lärm und den
Ablenkungen des täglichen Lebens. Dort draußen im Freien
erfährt mein Geist plötzlich Klarheit. Er wird aus dem wirren
Geschnatter herausgehoben, das oft im Inneren für Unruhe
sorgt, und dann sieht er – wie ein Kind beim erstenmal –
staunend unser Universum: Menschen, Ereignisse, Bäume,
Blumen, die Sterne – Gott.

Welche inneren Walker kennen wir?

Philosophen, Dichter, Schriftsteller, Musiker, kreative Menschen aller Art waren und sind begeisterte Walker – aus gutem Grund. GEORGE TREVELYAN, der die klassische »*History of
England*« verfaßte, sagte über flottes Gehen: »Ich lernte nie

einen Menschen kennen, der zu einem ordentlichen Tages-
spaziergang über irgendeine Strecke, sei sie kurz oder lang,
aufgebrochen ist und nicht seinen Lohn dafür in Form der
Wiederinbesitznahme seiner Seele erhalten hat.«

ARISTOTELES, bekannt für seine peripathetische Philo-
sophieschule, führte Gespräche mit seinen Schülern, während
man zusammen auf dem Gelände der Akademie umherwan-
derte. IMMANUEL KANT ging jeden Nachmittag, und JEAN-JAC-
QUES ROUSSEAU sagte von seinen flotten Spaziergängen: »Nie
sonst denke ich soviel, nie sonst erkenne ich meine Existenz
so klar, nie sonst bin ich so lebendig.« Die Dichter WORDS-
WORTH, SHELLEY, KEATS, COLERIDGE und DE QUINCEY waren ein-
gefleischte flotte Geher. Wordsworths Freunde schätzten,
daß er während seines Lebens im englischen Seengebiet
196 000 Kilometer zurücklegte, die ihn inspirierten, »ins
Herz der Dinge zu schauen« und darüber zu schreiben:

Eine Gegenwart, die mich erregt mit der Freude
Erhabener Gedanken; einem hehren Gefühl
Von etwas Viel-tiefer-Durchdrungenem,
Dessen Wohnstätte das Licht der Sonnenuntergänge ist,
Und das runde Meer, und die lebendige Luft,
Und der blaue Himmel, und im Geiste des Menschen:
Eine Bewegung und ein Geist, der treibende Kraft ist
Aller denkenden Dinge, aller Gegenstände allen Denkens,
Und alle Dinge durchströmt.

Der moderne walisische Dichter R. S. THOMAS schreibt in seinem Gedicht *»Das Heideland«* von einem ähnlichen Gefühl
während des Gehens:

Es war wie eine Kirche für mich.
Ich betrat es auf leisen Sohlen,
Den Atem angehalten vor Ehrfurcht.

Es war still.
Welcher Gott immer dort war, er ließ sich spüren,
Nicht vernehmen, in klaren Farben,
Die einem das Auge feucht machten
In der Bewegung des Winds überm Gras.

Gebete wurden nicht gesprochen. Sondern Schweigen
Der Leidenschaften des Herzens – das war Lobpreisung
Genug; und des Geistes Preisgabe
Seines Reichs. Ich ging weiter,
Einfach und arm, während die Luft zerkrümelte
Und als Brot reichlich über mich hereinbrach.

Die Schriftsteller DICKENS, SAMUEL JOHNSON, BOSWELL, RUSKIN
und JANE AUSTEN unternahmen immer wieder flotte Spaziergänge, um den schöpferischen Geist zu befreien. BEETHOVEN
und MOZART gingen auf der Suche nach ihrem »Schöpfer-
geist« in den Wald. Wäre Beethovens »*Pastorale*« ohne seine
Spaziergänge im Wienerwald entstanden? Hätte Mozart uns
»*Die Hochzeit des Figaro*« geschenkt, würde er nicht Inspira-
tion im Freien gesucht haben? Aber auch gewöhnliche Sterb-
liche machten im Lauf der Jahrhunderte die Erfahrung, daß
das Gehen etwas Besonderes an sich hat.
Inneres Walking befreit uns von der Tyrannei des Bewußtseins und läßt den intuitiven Geist frei atmen.

Der intuitive Geist

Niemand weiß genau, wie die Intuition funktioniert, aber die
Hirnforschung der jüngsten Jahre lieferte einen Hinweis. Die

Forscher entdeckten, daß jede Hirnseite Informationen auf
ihre Art verarbeitet. Die beiden Hirnhälften funktionieren
zwar als Ganzes und arbeiten zusammen, doch ist jede für
sich wiederum auf bestimmte Aufgaben »spezialisiert«.

Unser linksseitiges Hirn befaßt sich mit dem Verbalen,
Objektiven, Logischen, Analytischen, Linearen und Bewuß-
ten, unser rechtsseitiges dagegen mit dem Nonverbalen, Subjektiven, Intuitiven, Holistischen, Räumlichen und Unbewußten. In unserer westlichen Gesellschaft ist es nun leider
häufig der Fall, daß die linke Hirnhälfte im allgemeinen do-
miniert. Wir leben in einer Gesellschaft, die männliche, ob-
jektive, analytische Fähigkeiten schätzt – auf Kosten der
weiblichen, subjektiven, intuitiven.

Wenn wir nicht aufpassen, kann es leicht geschehen, daß
wir uns in rationalen, linearen Denkmustern verstricken und
mit Scheuklappen durchs Leben gehen. Tag für Tag wursteln
wir auf die gleiche alte Weise weiter, oft sind wir unzufrieden
mit unserem Schicksal, wissen aber nicht, wie wir es ändern
sollen. Wir stecken in einer riesigen Tretmühle, die sich un-
aufhörlich dreht, ohne je anzuhalten.

Der große Schweizer Psychologe Carl Gustav Jung faßte
die moderne westliche Denkweise in der Äußerung zusammen: »Wir denken mit unseren Zungen.«

Wir müssen der rechten Hirnhälfte eine Chance geben und
den intuitiven Geist befreien. Wir müssen innerlich ent-
krampfen, loslassen, uns entspannen, denn dies ist seit jeher
der erste Schritt bei der Suche nach der Ganzheit, die uns
fehlt. Man könnte sagen, daß wir etwas brauchen, um uns zu
inspirieren. Inspirieren bedeutet wörtlich »einhauchen«. Wir
müssen als innerlich Gelöste es dem intuitiven Geist ermöglichen, uns seinen Odem einzuhauchen. Wir müssen gehen,
walken.

Wenn Sie Fortschritte im inneren Walking und in der Walking-Meditation machen, werden Sie gefühlsmäßig Augenblicke erleben, in denen plötzlich alles klar wird – als würden Sie »dieses traurige Schema ganzer Dinge erfassen«. Während solcher Momente ist das Leben mit einer Bedeutung angefüllt, die ihm normalerweise fehlt.

Innere Walker haben einen solch emotionalen Zustand beschrieben. WOLFGANG AMADEUS MOZART beispielsweise sagte, wenn er allein sei, völlig allein, und nach einem guten Essen spazierengehe, flössen ihm die Ideen am besten und reichlichsten zu. Woher sie kämen, wisse er nicht, und er könne sie auch nicht herbeizwingen. Bei anderer Gelegenheit erklärte er, daß er das Ganze mit einem einzigen Blick im Geiste erfassen könne. All das Erfinden und Schaffen spiele sich in ihm ab wie ein schöner, intensiver Traum. Doch das Beste von allem sei, daß er alles gleichzeitig höre.

Und der englische Dicher A. E. HOUSMAN berichtete: »Ging ich so dahin, nichts Besonderes denkend, nur die Dinge rund um mich betrachtend und das Fortschreiten der Jahreszeiten beobachtend, kamen mir, mit plötzlicher, unerklärlicher Gemütsbewegung, eine oder zwei Verszeilen in den Sinn, manchmal auch eine ganze Strophe auf einmal.«

Reisen in der inneren Zeit

Es kommt selten vor, daß wir wirklich allein mit uns selbst sind. Wir haben immer irgend etwas Dringendes zu tun und behaupten, für eine innerliche Einkehr nie Zeit zu haben. Doch für fast alles andere nehmen wir uns Zeit: für das Essen, Trinken, die Arbeit, die Liebe, Unterhaltung und das Schlafen.

Die Zeit scheint in unserem Leben ein flüchtiges Element zu sein, das gern außer Kontrolle gerät; und wenn wir nicht achtgeben, unterwirft sie uns auch. Die Zeit mißt die Veränderung: die Veränderung zwischen einer Stunde und der nächsten, einem Tag und dem nächsten und so fort. Wir reden heute davon, daß wir keine Zeit haben, Zeit verlieren, Zeit vergeuden. Aber morgen sind wir, wie der große Wirtschaftsexperte MAYNARD KEYNES sagte, alle tot.

Ungeachtet der Tatsache, daß die Zeit flüchtig zu sein scheint und uns offenbar fest im Griff hat, gibt es Momente, seltene Gelegenheiten, wo wir einen Blick auf etwas Größeres, Bedeutsameres erhaschen – Augenblicke, in denen wir vollkommen lebendig und ganz sind. Dies kann geschehen, während wir ein Musikstück hören, ein Gedicht lesen, einen Film sehen, verliebt sind, zu den Sternen hochschauen. Bei solchen Gelegenheiten nehmen wir die Zeit nicht mehr zur Kenntnis. Wir sprechen davon, daß die Zeit »stillsteht«. Zweifellos verlangsamt sich die Zeit, und wir registrieren sie nicht mehr.

Jeder von uns hat schon das Gefühl einer Zeitverzerrung erlebt. Wenn wir auf einen Bus oder Zug warten, vergeht für unser Bewußtsein die Zeit sehr langsam: Fünf Minuten können uns vorkommen wie zwanzig. Doch wenn wir etwas tun, was uns fesselt und ganz in Anspruch nimmt, lassen wir alles »geistige Gepäck« fallen und entspannen uns. Und dann scheint der Begriff Zeit nicht mehr zu existieren und das Leben mehr Sinn zu bekommen.

Sofern Sie nicht gerade ein begeisterter Jogger sind, kann Ihnen ein zwanzigminütiger Dauerlauf endlos vorkommen. Sie starten mit dem festen Vorsatz, etwas für Ihre Fitneß zu tun, aber die Anstrengung ist zu groß. Also bleiben Sie in Ihrem Bewußtsein verhaftet. Sie sind bestrebt, Resultate zu erzielen. Die Zeit zieht sich hin.

Walking, entweder flottes aerobes Walking oder inneres Walking, vermag ein gegenteiliges Gefühl zu erzeugen. Zwanzig Minuten Walking können Ihnen wie fünf vorkommen. Oder Sie sind eine Stunde unterwegs und meinen, es seien nur zwanzig Minuten gewesen. Die Zeit zieht sich nicht hin, sondern Sie verlieren sie aus den Augen. Sie befinden sich in einer anderen Dimension.

Um die Zeit zu verstehen, müssen wir uns klarmachen, daß es drei verschiedene Arten von Zeit gibt und wir ständig in drei getrennten Zeitzonen leben.

Es gibt die soziale Zeit, die wir auch Uhrzeit nennen können: erfahrene, erlebte Zeit, die in Minuten, Stunden, Tagen und Wochen gemessen wird; Zeit, in der wir unser Leben nach Zug- oder Busfahrplänen und mit Hilfe von Telefonaten oder Faxen regeln; Zeit für Geburt, Wachstum und Tod.

Dann gibt es die kosmische Zeit oder Naturzeit, die wir als das Unendliche erleben: das expandierende Universum, die zehn Milliarden Jahre zurück bis zum Urknall, die Jahreszeiten und die Evolution.

Und es gibt die innere Zeit. Sie hat nichts zu tun mit Uhren, Kalendern oder sozialer Konditionierung; nichts mit dem expandierenden Universum oder den Jahreszeiten.

Die innere Zeit gehört nur uns allein. Wir sind wirklich mit uns, können nachdenken und uns daran erinnern, wer wir sind.

Die innere Zeit ist das, worum es beim inneren Walking geht. Wir lassen das Gewicht der Uhrzeit oder sozialen Zeit hinter uns, finden im Freien, auf der Straße, uns selbst und entdecken den Weg zu unserem tiefsten Ich.

Es gibt eine Geschichte über einen Zen-Meister, der ersucht wurde, seinen Schülern Unterricht zu erteilen. Die Schüler versammelten sich in einem großen rechteckigen Saal, saßen da und warteten geduldig auf das Eintreffen des Meisters. Draußen regnete es, und das einzige Geräusch im Saal war das leise Trommeln des Regens auf dem Dach.

Schließlich erschien der Meister, setzte sich vor die Schüler hin und wartete geduldig, während er dem Klang des Regens auf dem Dach lauschte.

Plötzlich hörte der Regen auf. Der Meister erhob sich und forderte die Schüler auf, ihm nach draußen zu folgen. Die Schüler schlossen sich dem Meister voll Eifer an, als er das Gebäude verließ und raschen Schrittes vor ihnen auf die fernen Hügel zuging wie in Trance. Die Schüler mußten sich beeilen, denn der Meister hatte lange Beine und vergrößerte bereits den Abstand zwischen sich und ihnen.

Der Meister und die Schüler nahmen einen Rundweg über die Hügel, gingen dann abwärts durch Wälder an einen Strom und kehrten schließlich in den großen rechteckigen Saal zurück. Während der ganzen Zeit im Freien hatte niemand gesprochen. Und keiner konnte sich daran erinnern, wie lange oder wie weit sie gegangen waren.

Die Schüler nahmen wieder in dem Saal Platz, und der Meister setzte sich vor sie hin. Sie warteten und warteten, begierig darauf, daß der Meister spreche und ihnen seine Weisheit vermittle.

Schließlich stand der Meister ruhig auf. Er sagte, der Unterricht sei zu Ende, und ging.

»Der Klang des Regens bedarf keiner Erläuterung.«

(Zen-Wort)

Die Straße nach vorn

> Nicht ich, nicht irgend jemand
> kann diese Straße für dich gehen,
> Du mußt sie selbst gehen.
>
> WALT WHITMAN

Und was finden wir beim inneren Walking, werden Sie vielleicht fragen. Wüßten wir darauf die Antwort, dann hätten wir die Formel für den Sinn des Lebens gefunden. Wir walken, um allein zu sein: um etwas über uns selbst herauszufinden, was uns nicht bekannt war oder was wir vergessen haben. Wir walken einfach, um wir selbst zu sein – was immer dies bedeutet. Denn Ihnen wird Ihr inneres Walking etwas anderes enthüllen als meines mir.

Ich kann Ihnen nur sagen, daß ich mich an den Tagen, an denen ich das innere Walking versäume, unvollständig fühle, als fehle etwas. Ich versuche tagsüber, mich so gut wie möglich zu konzentrieren, um sicherzustellen, daß mich nichts daran hindern wird, loszugehen und das innere Walking zu genießen.

Inneres Walking wirkt nicht nur, während Sie gehen – es beeinflußt auch Ihr ganzes Ihnen verbleibendes Leben: Ihre Beziehungen, Ihre Arbeit, Ihre Hoffnungen und Träume.

Eine alte Sage berichtet von einem Mann, der auf der Jagd nach einem verborgenen Schatz die ganze Welt bereiste. Nach lebenslanger Suche kehrte er müde und erschöpft in sein Heimatdorf zurück, und dort mußte er sich von einem Kind erklären lassen, daß der Schatz, hinter dem er her war, sich in seinem eigenen Inneren befand.

Literaturhinweise

BEISEL, KURT und HOFFMANN, HEINZ:
Der Vitamin Report
printul-Verlag, München 1989

BIRCHER-BENNER, MAX:
Ordnungsgesetze des Lebens
Bircher-Benner, Bad Homburg 1989

BIRKINSHAW, ELSYE:
Denken Sie sich schlank! Diätfrei abnehmen in 21 Tagen
13. Aufl., Ariston Verlag, Genf/München 1992
(Dazu: 2 Audio-Suggestionskassetten)

BRAUNER, DORIS und LADEFOGED, FREDE:
Krankmacher Schwermetalle. Blei in den Knochen –
Abhilfe dank Haaranalyse
Ariston Verlag, Genf/München 1991

BRUKER, MAX O.:
Idealgewicht ohne Hungerkur
13. Aufl., emu-V.-G., Lahnstein 1986

CHANG, STEPHEN T.:
Das Handbuch ganzheitlicher Selbstheilung. Handgriffe
des medizinischen Tao-Systems
3. Aufl., Ariston Verlag, Genf/München 1992

CHANG, STEPHEN T.:
Das Tao der Ernährung. Zu Gesundheit und Schlankheit
auf natürlichem Weg

Ariston Verlag, Genf/München 1993

DEVI, I.:
Yoga für Sie. Neue Energie für Körper und Geist durch
Entspannung und rhythmisches Atmen
9. Aufl., Ariston Verlag, Genf/München 1993

DAHLKE, RÜDIGER:
Bewußt fasten
Urania, Neuhausen 1980

Deutsche Gesellschaft für Ernährung:
Empfehlungen für die Nährstoffzufuhr
4., erw. Überarbeitung, Umschau Verlag, Frankfurt am
Main 1985

DIEM, CARL-JÜRGEN:
Tips für Laufanfänger
Meyer & Meyer, Aachen 1987

EBNER, WOLF C.:
Akupressur wirkt sofort! Schmerzlinderung ohne
Medikamente
2. Aufl., Ariston Verlag, Genf/München 1991

ELMADFA, IBRAHIM, FRITZSCHE, DORIS, und
HANS-DIEDRICH CREMER:
Vitamin- und Mineralstofftabelle
Gräfe und Unzer, München 1991

EVANS, DIANA R.:
Essen Sie sich schön! Erfolgsgarantie orthomolekulare
Ernährung
Ariston Verlag, Genf/München 1993

FÜLLGRAF, G., und D. PALM (Hrsg.):
Pharmakotherapie. Klinische Pharmakologie
6., neu bearb. Aufl., Gustav Fischer Verlag, Stuttgart 1986

GEESING, HERMANN:
Die beste Waffe des Körpers: Enzyme

Herbig, München 1991
GEISSLER-ROEVER, ANDREAS:
Ratgeber Cholesterin
Humboldt, München 1992
GODEFROY, CHRISTIAN:
Topfit an Körper, Geist und Seele. Das Handbuch
ganzheitlichen Wohlbefindens
Ariston Verlag, Genf/München 1992
I-MING, LIU:
Zum Tao erwachen
O.-W. Barth, München/Bern 1990
KAISER, J. H.:
Das große Kneippbuch
8. Aufl., Ehrenwirth Verlag, München 1985
KAPPSTEIN, STEFAN:
Tafeln zur Akupunktur und Akupressur
2., veränd. Aufl., Plejaden, Boltersen 1985
KENT, H.:
Yoga leichtgemacht
Ariston Verlag, Genf/München 1988
KONISHI, KIYOKO:
Japanisch kochen – hält fit und gesund
Mosaik, München 1987
KUNZ, KEVIN und BARBARA:
Das große Buch der Reflexzonenmassage.
Selbstbehandlung an Hand und Fuß
5. Aufl., Ariston Verlag, Genf/München 1993
MEINHOLD, WERNER J.:
Das große Handbuch der Hypnose. Theorie und Praxis
der Fremd- und Selbsthypnose
3. Aufl., Ariston Verlag, Genf/München 1989
MELZIG, DIETER, und MARTIN SKLORZ:

Richtig Fitneßtraining
3. Aufl., BLV, München 1988

MEYER, CHRISTIAN:
Schlank durch Fingerdruck. Die neue Akupressur-
methode: diätfrei, streßfrei, effizient
Ariston Verlag, Genf/München 1993

MEYER, ERIC (Hrsg.):
Das große Handbuch der Homöopathie. Ein Ratgeber
für die ganze Familie
Ariston Verlag, Genf/München 1992

NACHTIGALL, L., und J. R. HEILMAN:
Östrogen. Was heute sichere Therapie zu bewirken vermag
8. Aufl., Ariston Verlag, Genf/München 1992

NORFOLK, DONALD:
Denken Sie sich gesund! Sieben Schritte neuen Denkens,
die Ihre Vitalität steigern
2. Aufl., Ariston Verlag, Genf/München 1992

NORFOLK, DONALD:
Endlich frei von Rückenschmerzen. So werden Sie wieder
beweglich und fit
2. Aufl., Ariston Verlag, Genf/München 1993.

NORFOLK, DONALD:
Nie mehr müde und erschöpft. Frisch und vital in
28 Schritten
4. Aufl., Ariston Verlag, Genf/München 1991

PAHLOW, M.:
Das große Buch der Heilpflanzen
Gräfe und Unzer Verlag, München 1985

PERRY, SUSAN und JIM DAWSON:
Chronobiologie – die innere Uhr Ihres Körpers.
Entdecken und nutzen Sie den eigenen Rhythmus!
2. Aufl., Ariston Verlag, Genf/München 1991

PFANNHAUSER, WERNER:
Essentielle Spurenelemente in der Nahrung
Springer, Berlin/Heidelberg/New York 1988.
RIEMENSCHNEIDER-ISAACS, ARUNAD:
Indisch kochen
Gräfe und Unzer, München 1987
ROCHLITZ, STEVEN PH.:
Die fehlende Dimension: Energiebalance
Droemer Knaur Verlag, München 1989
RÜCKERT, ULRICH:
Vitamine und Mineralstoffe. Die Baustoffe für Ihre
Gesundheit
3. Aufl., Ariston Verlag, Genf/München 1991
SAVAGE, FRED L.:
Arthrose. Schritt für Schritt neue Vitalität
Ariston Verlag, Genf/München 1993
SCHENK, CÉCILE:
Vom Dicksein und Schlankwerden
HGW, Zürich 1990
STERNAD, DAGMAR:
Richtig Stretching
BLV, München 1990
THOMSEN, W.:
Lehrbuch der Massage und manuellen Gymnastik
3., völlig neubearb. Aufl, Thieme Verlag, Stuttgart 1970
ULRICH, WOLF:
Schmerzfrei durch Akupressur und Akupunktur
Heyne, München 1981
WIEDEMANN, MICHAEL:
Der Gesundheit auf der Spur. Heilung durch die
Mikro-Nährstoffe der Orthomolekularmedizin
Ariston Verlag, Genf/München 1991

FÜR GESUNDHEIT UND WOHLBEFINDEN

FÜR GESUNDHEIT UND SCHÖNHEIT

FÜR GESUNDHEIT UND VITALITÄT

DENKEN SIE SICH GESUND! – SIEBEN SCHRITTE NEUEN DENKENS, DIE IHRE VITALITÄT STEIGERN
Von Donald Norfolk

Nur ein gesunder Geist und eine heile Seele können sich einen gesunden Körper als Behausung schaffen. Das entspricht dem ganzheitlichen Denken moderner Medizin. Wir alle wissen es, und dennoch handeln wir dieser lebenswichtigen Maxime täglich zuwider. Der Inhalt unseres Denkens aber wirkt sich zwingend nicht nur auf unser seelisch-geistiges, sondern auch auf unser körperliches Befinden aus. Es gilt daher, Ihr Denken auf die Wiederherstellung und den Erhalt Ihrer Gesundheit umzuschalten. Donald Norfolk, Chirotherapeut (und übrigens Präsident der Osteopathischen Gesellschaft von Großbritannien), zeigt Ihnen die sieben heilsamen Grundeinstellungen auf, die Ihnen eine aufbauende Lebenshaltung sichern und Ihnen ein langes Leben in Gesundheit garantieren. 240 Seiten, geb., ISBN 3-7205-1655-5.

DAS GROSSE BUCH DER REFLEXZONENMASSAGE SELBSTBEHANDLUNG AN HAND UND FUSS
Von Kevin und Barbara Kunz

Die Reflexzonentherapie oder -massage ist eine neuartige und äußerst wirksame Methode der Physiotherapie und hat sich in den letzten Jahren erfolgreich durchgesetzt: zur Entspannungsförderung, zur günstigen Beeinflussung einzelner Körperregionen und Organe, zur Behandlung zahlreicher Beschwerden, Schmerzzustände und Erkrankungen. Aus vieljähriger Erfahrung in der Reflexzonenarbeit haben die Autoren alle erprobten Techniken in diesem Handbuch zusammengestellt und jeden Griff genau beschrieben und in Zeichnungen demonstriert. 1000 Abbildungen veranschaulichen die Therapiemaßnahmen und -programme für über 60 alphabetisch nachzuschlagende Störungen: von Akne bis Zwerchfellbruch. 320 Seiten, 1000 Abb., geb., ISBN 3-7205-1433-1.

DAS GROSSE HANDBUCH DER HOMÖOPATHIE EIN RATGEBER FÜR DIE GANZE FAMILIE
Von Eric Meyer (Hrsg.)

Die Homöopathie erlebt heute eine Renaissance ohnegleichen, weil sie auf besondere Weise den Erfordernissen der Gesunderhaltung gerecht wird. Homöopathische Mittel sind billig und belasten den Körper nicht durch nachteilige Nebenwirkungen. Sie mobilisieren die körpereigenen Abwehrmechanismen und Selbstheilungskräfte. Die Homöopathie gestattet mit geringen Risiken und hohen Erfolgschancen die Selbstbehandlung und trägt zu einer zeitgemäßen Ökologie in der Medizin bei. Dieses umfassende enzyklopädische Kompendium eines Expertenteams macht Sie mit 350 Krankheitsbildern bekannt. Sie schlagen wie in einem Lexikon nach und erfahren nach neuesten Erkenntnissen die möglichen Ursachen und die zur Heilbehandlung geeigneten Mittel. 320 Seiten, geb., ISBN 3-7205-1567-2.

DIESE FASZINIERENDEN BÜCHER ERHALTEN SIE IM BUCHHANDEL
Ein umfangreiches, farbiges Bücher-Magazin mit sämtlichen Titeln unseres auf Medizin, angewandte Psychologie und Esoterik spezialisierten Verlagsprogramms können Sie gratis anfordern bei

ARISTON VERLAG · GENF/MÜNCHEN

CH-1211 GENF 6 · POSTFACH 6030 · TEL. 022/786 18 10 · FAX 022/786 18 95
D-81379 MÜNCHEN · BOSCHETSRIEDER STRASSE 12 · TEL. 089/724 10 34